Barbara Sahm
Tanzen, Musizieren, Theater spielen

Edition Sozial

Barbara Sahm

Tanzen, Musizieren, Theater spielen

Spielideen für Menschen mit geistiger Beeinträchtigung

Juventa Verlag Weinheim und München 2011

Die Autorin

Barbara Sahm, Jg. 1957, ist Erzieherin mit zahlreichen Fort- und Weiterbildungen im Bereich therapeutischer Tanz, Musik und Theater. Nach mehrjähriger schauspielerischer Tätigkeit u. a. im *Rotznasentheater* ist sie seit 1986 Leiterin verschiedener Tanz-, Musik- und Theatergruppen in verschiedenen Musikschulen, Heimen für Menschen mit geistiger Beeinträchtigung, in Senoirenwohnheimen, Müttergenesungsheimen, Kinder- und Jugendheimen und veranstaltet Lehrgänge für ErzieherInnen und LehrerInnen. Seit 1989 ist sie Leiterin einer privaten Musikschule, der *Musikschule Sahm.*

Bibliografische Information der Deutschen Nationalbibliothek

Die Deutsche Nationalbibliothek verzeichnet diese Publikation in der Deutschen Nationalbibliografie; detaillierte bibliografische Daten sind im Internet über http://dnb.d-nb.de abrufbar.

Umschlaggestaltung: Atelier Warminski, 63654 Büdingen
Umschlagfoto: Paulus Kiefer, Dahn
Printed in Germany

ISBN 978-3-7799-2079-3

Vorwort

Mit diesem Praxis-Buch biete ich Ihnen die Möglichkeit, mit einfachen Anleitungen in die inspirierende Welt der Kulturgüter Tanz, Musik und Theater mit Ihren TeilnehmerInnen einzutauchen, sie zu erleben und sich zu entfalten. Die persönliche Entwicklung eines jeden Menschen wird durch den Kontakt mit Kultur geprägt. Sowohl das Konsumieren künstlerischer Produkte, als auch eigene Betätigungen mit künstlerischen Themen beeinflussen unsere innere Befindlichkeit. Lebensfreude, Selbstentfaltung und soziale Integration sind nur drei genannte Erfahrungen die uns kulturelles Tun bescheren.

Seit über 20 Jahren gebe ich in verschiedenen Wohnheimen für Menschen mit Behinderung einmal pro Woche das Angebot *Tanz, Musik und Theater*. Die hierfür von mir entwickelten Spielideen werden von den TeilnehmerInnen mit viel Freude und wachsender Kreativität angenommen. Sie entwickeln mehr Selbstvertrauen, schärfen ihre Sinne und gehen so sensibler mit den Gruppenmitgliedern um. Mit erstaunlicher Ausdauer, Ehrgeiz und Vorfreude, bereiten wir uns auch für alljährliche Heimfeste und sonstigen Aufführungen vor. Von Seiten der Heimleitung, der Betreuer und der Eltern bekomme ich immer wieder die Resonanz, dass die TeilnehmerInnen sich in ihrem Selbstwertbewusstsein verändern und mehr Mut entwickeln, ihre Ausdrucksmöglichkeiten zu erweitern.

Ich habe darauf geachtet, dass alle Anleitungen leicht umsetzbar sind und vom Spielleiter/der Spielleiterin keine künstlerischen Vorkenntnisse erfordern. Sie können somit in Tagesförderstätten, Wohnheimen und Werkstätten zum Beispiel als regelmäßiges, wöchentliches Angebot oder auf Freizeiten und Festen oder mal *so zwischendurch* eingesetzt werden.

Grundvoraussetzung für die Durchführung aller Spielideen ist eine individuelle Unterstützung und Assistenz, Ermutigung und lobende Bestätigung von Seiten des Spielleiters/der Spielleiterin und der respektvolle Umgang aller Teilnehmenden untereinander. Die emotionale Geborgenheit gibt den TeilnehmerInnen innere Sicherheit und ermöglicht neugierig und mutig sich selbst kennen zu lernen und sich weiter zu entwickeln.

Jeder Mensch hat unterschiedliche Fähigkeiten und Talente die es zu entdecken gilt, deshalb ist es die Aufgabe des Spielleiters/der Spielleiterin, die Teilnehmenden, *dort abzuholen, wo sie sind* und sie mit leichten Spielideen beginnend, mit auf Entdeckungsreise zu nehmen. Tanz, Musik und Theater bieten anregende und lustbetonte Möglichkeiten eigene körperliche, kognitive und emotionale Fähigkeiten zu erleben und weiter zu bilden.

Ich wünsche Ihnen viel Freude mit den Themen, den Spielideen und Ihren TeilnehmerInnen und dass auch *Sie* (wie ich) das Gefühl erleben:

Kreativität macht glücklich!

Inhalt

I. Einführung, Struktur des Buches

Noch ein paar Worte zur Struktur des Buches. Nach den Kapiteln

- Einführung, Struktur des Buches (I),
- Teilnehmende Personen, Raum, Zeit (II),
- Aufgaben des Spielleiters/der Spielleiterin (III),
- Improvisation (IV)

beginnt der **Praktische Teil (V)**. Dessen Gliederung besteht aus drei Themengebieten mit verschiedenen Spielideen und Anleitungen:

- **Tanz**
- **Musik**
- **Theater**

Jedes Themengebiet beginnt mit einer **Gedanklichen Einführung für den Spielleiter/die Spielleiterin.** Hierbei möchte ich *Sie* auf das Thema einstimmen und Ihnen Gedanken vermitteln, die Ihnen die Umsetzung der Anleitungen erleichtern. Ebenso finden *Sie* Angaben zu technischen Bedingungen und benötigten Materialien.
Mit den **Praxishinweisen** ergänze ich die Anleitungen mit Tipps, die zum Gelingen der Umsetzung von Spielideen beitragen sollen.

Sie können individuell Inhalte auswählen und den Ablauf Ihrer *Aktions-Stunde* zusammen stellen. Die aufgeführten **Variationen** ermöglichen es, Themen abwechslungsreich zu wiederholen, zu vertiefen, sie der Auffassungsgabe Ihrer TeilnehmerInnen anzupassen und Weiterentwicklungen hervorzulocken.

Wiederholungen sind für Ihre TeilnehmerInnen sehr wichtig! Die Wiedererkennung von Spielinhalten erfüllt sie mit Stolz, nimmt Ängste und Hemmungen und gibt Sicherheit.

Am Ende des Buches beschreibe ich das Beispiel einer Tanztheater-Aufführung, das zeigen soll, wie *Sie* mit kleinen Szenen und Tänzen eine größere Geschichte zusammenstellen können.

II. Teilnehmende Personen, Raum und Zeit

Bei regelmäßigen Stunden, zum Beispiel einmal in der Woche, empfehle ich eine Gruppengröße von maximal 10 bis 14 Personen. Bei größeren Gruppen wird es immer schwieriger den Einzelnen in seinen Möglichkeiten wahrzunehmen, ihm die nötige Zeit zugeben sich zu entfalten, ohne dass die anderen ungeduldig werden.

Der Unterrichtsraum sollte möglichst viel Bewegungsfreiheit bieten und keinen Fliesenboden haben. Fliesen sind für die Gelenke zu hart und meist auch zu kalt, um sich mal auf den Boden zu setzen. Optimal wäre eine Turnhalle, da hier auch meistens Turngeräte, wie zum Beispiel Reifen, Seile usw., zur Verfügung stehen. Eine Turnhallenmitbenutzung in öffentlichen Schulen ist oftmals möglich.

Die Dauer einer Einheit richtet sich nach der Auswahl Ihrer Inhalte. Ich empfehle, zwei der drei Themenbereiche in einer *Stunde* anzubieten, zum Beispiel in der ersten Hälfte Tanz und danach Theater oder Tanz und dann Musik. So haben *Sie* die Chance, durch Abwechslung die Spannung und Konzentration zu halten und die unterschiedlichen Vorlieben der Teilnehmenden zu treffen. Erfahrungsgemäß ist es ratsam, mit Tanz zu beginnen, da so alle die Möglichkeit haben, sich zu lockern und aufzuwärmen.
Meine Einheiten sind zwischen 40 und 60 Minuten lang. Wenn *Sie* nur mit einem Themenbereich arbeiten können oder wollen, erwarten *Sie* von Ihren TeilnehmerInnen nicht länger als 30 Minuten Konzentration.

Bei nicht so idealen räumlichen Bedingungen möchte ich *Sie* dazu ermutigen, sich nicht von der Durchführung solcher Angebote für ihre TeilnehmerInnen abhalten zu lassen (bei einer längeren Turnhallenrenovierung sind wir in einen Speisesaal ausgewichen, auch das ist möglich) – **improvisieren *Sie!***

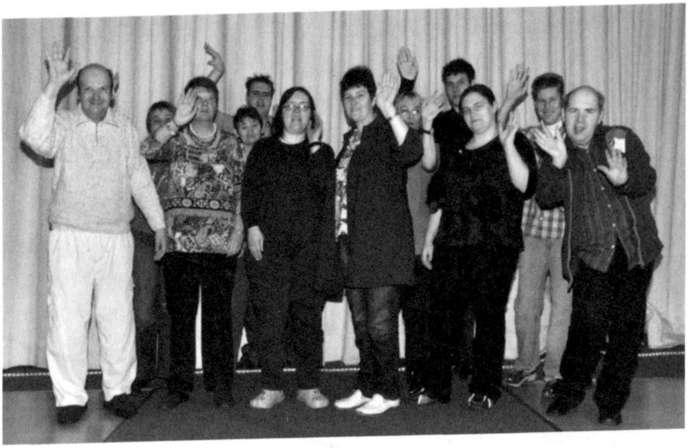

Diese tolle Truppe hat mich dabei unterstützt, dieses Buch mit anschaulichen Fotos zu bereichern.

III. Aufgaben des Spieleiters/ der Spielleiterin

Die Aufgaben des Spielleiters/der Spielleiterin sind:

- **animieren**
- **begleiten**
- **beflügeln**

Tanz, Theater und Musik sind Kulturgüter, die die Menschheit schon immer faszinieren. Diese Faszination gilt es, in Ihre *Stunden* hineinzutragen und sie mit Ihren TeilnehmerInnen durch eigenes Agieren auszuleben.
Sie sind gefragt als *Animateur,* der Inhalte, Möglichkeiten und Anregungen anschaulich vorstellt.
Mit viel Toleranz und Achtung vor den Leistungen, *begleiten Sie* die Menschen in die Vielfalt kulturellen, kreativen Tuns.
Lob und Anerkennung werden die Akteure *beflügeln*, ihr Selbstwertgefühl steigern und zu mehr innerer Zufriedenheit führen.

Achten *Sie* auf einen lockernden Einstieg, damit alle (auch *Sie*!) Zeit haben sich einzustimmen. Dies gelingt am besten mit Musik und Bewegung.

Die richtige Musikauswahl ist für das Gelingen der Stunde sehr wichtig!!!
Doch was ist richtig? Musik ist in gewisser Weise *Geschmackssache.* Da Ihre TeilnehmerInnen die *Hauptpersonen* sind, sollten *Sie* selbstverständlich auf deren Musikvorlieben eingehen. So kann ein beliebter flotter Partyhit zu Beginn einer Stunde, zu

dem alle frei durch den Raum gehen und tanzen, die Stimmung sofort heben und *Laune machen*.
Meistens sind die Musikwünsche jedoch sehr begrenzt, da die Menge an verschiedenen Musikstilen nicht bekannt ist. Ich empfehle unbedingt, auch Musik aus verschiedenen Richtungen wie zum Beispiel Folklore (rumänisch, chinesisch, afrikanisch, indisch usw.), elektronische Musik, Pop, Rock, Balladen, Klassik, Filmmusik usw. einzusetzen, um das reiche Spektrum an Stimmungen, Rhythmen und Themen, die uns die Musik bietet, zu nützen.
Legen *Sie* sich im Laufe der Zeit, eine vielfältige Musiksammlung an.

IV. Improvisation – eine Vielfalt an Möglichkeiten

Improvisation von *improvius* (lat.) = unvorhergesehen

Meyer's Lexikon:
Improvisation ist ein in einer bestimmten Situation geborener Einfall, der in Handlung umgesetzt wird, besonders in den Bereichen Theater, Tanz und Musik.

Die Improvisation ist ein Schwerpunkt meiner Arbeit.
Gerade unter dem Aspekt, Möglichkeiten zur Selbstentfaltung und der damit verbundenen Selbstbestimmung zu schaffen, ist viel Raum für Improvisation unabdingbar. Die Entscheidungen und Ausführungen der Improvisation trifft jede Person selbst. Sie bietet die Möglichkeit, die in jedem Menschen innewohnende Kreativität zu wecken, zu fördern und das Wohlbefinden zu steigern.
Es gibt kein *falsch*! Der agierende Mensch ist der Maßstab seines Tuns und oftmals ist das Tun wichtiger als das Ergebnis !

Des Weiteren fördert Improvisation kooperative Prozesse, in denen die Akteure aufeinander reagieren, sich austauschen und zu weiteren Improvisationen inspirieren. Gegenseitige Wertschätzung und Empathie stabilisieren die sozialen Beziehungen und unterstützen individuelle Lernprozesse.

In einem wertfreien, geschützten Raum gehen wir auf Entdeckungsreise mit uns selbst. Wichtig ist die wertfreie Einstellung zu den *Ergebnissen* der Improvisation. Mit dieser Einstellung kann sich ein unerschöpflicher Ideenreichtum eröffnen.

TANZEN

Rhythmisches Bewegen zu Musik ist ein menschliches Urbedürfnis und bereitet den Tänzern Glücksgefühle.

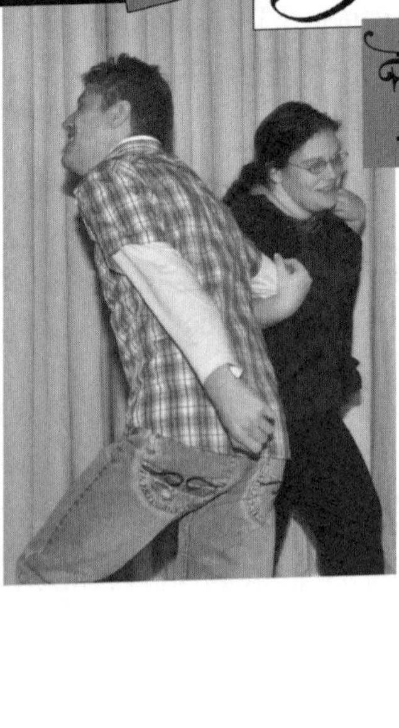

V. Tanzen

Gedankliche Einführung für den Spielleiter/ die Spielleiterin

Die Geschichte zeigt, dass in allen Kulturen getanzt wurde. Die ursprünglichste Form des Tanzes findet man in rituellen Tänzen, oftmals zu Ehren der Götter und in darstellenden Tänzen, in denen Geschichten erzählt wurden.

Rhythmisches Bewegen zu Musik ist ein menschliches Urbedürfnis und bereitet den Tänzern und Tänzerinnen Glücksgefühle.

Tanzen regt nicht nur körperliche, sondern auch emotionale und kognitive Prozesse an. Wir dürfen jedoch unsere TeilnehmerInnen nicht mit schwierigen Tanzschritten und -formen überfordern, da sich sonst statt Glücksgefühle, Frust und Entmutigung einstellt.

Die Auffassungsgabe und die Umsetzung der vorgegebenen *Tanzteile* sind bei den Teilnehmenden sehr unterschiedlich und erfordern geduldige Assistenz und Toleranz des Spielleiters. Wenn zum Beispiel alle Tanzenden vier Schritte zur Kreismitte gehen sollen, werden einige intuitiv *richtig* mitgehen, einige gehen nur zwei Schritte mit und manche bleiben vielleicht ganz stehen und warten, bis die Gruppe wieder zurück kommt. Dies sollten *Sie* zunächst akzeptieren.
Mit Wiederholungen und starker Animation können *Sie* mit der Zeit, die Wahrnehmungsfähigkeit der Teilnehmenden steigern.

Werden für einen Tanz Paare gebildet, überlasse ich zunächst den Teilnehmenden die Wahl des Partners/der Partnerin, bei Wiederholungen fordere ich sie auf, auch mal zu tauschen. Dies ist reizvoll und fördert das Sozialverhalten.

Die im Buch folgenden Tanz-/Spielideen lassen sich zu Musikstücken tanzen, ohne auf die Struktur des Stückes einzugehen. Wenn *Sie* Tänze differenzierter auf die Struktur der Musikstücke abstimmen möchten, ist es erforderlich, sich das Musikstück mehrmals anzuhören. Ich empfehle schriftliche Notizen anzufertigen, um die Struktur des Stückes zu veranschaulichen. Dann ordnen *Sie* den einzelnen Musikteilen verschiedene Tanzfiguren und Wege zu. Wenn zum Beispiel in einem flotten Musikstück ein oder mehrere langsame, getragene Teile vorkommen, können *Sie* diese mit langsamen Bewegungen füllen.
Natürlich stellt dies auch eine interessante Aufgabe dar, die *Sie* mit Ihren TeilnehmerInnen gemeinsam entwickeln können. *Wir erfinden einen eigenen Tanz.* Hierzu sollten *Sie* aber gut vorbereitet sein. *Sie* müssen das Musikstück gut kennen und eigene Vorschläge in petto haben, so dass *Sie* flexibel reagieren können.

Zur technischen Ausrüstung:
Die Größe der Musikanlage richtet sich nach der Raumgröße. Die Musik sollte in allen Ecken des Raumes gut zu hören sein und alle Teilnehmer *einhüllen*. Dies ist auch für die emotionale Einstimmung wichtig. Die Kraft der Musik wird gespürt, sie *nimmt einen mit*.
(Ich verwende einen kleinen Bassverstärker mit mp3-Player oder Discman.)

Führen und Folgen

Aufstellung: Paarweise hintereinander, die Paare stehen frei im Raum verteilt, die jeweils vorderen Personen sind die Führenden, die hinten stehenden sind die Folgenden

Musik: Viele Musiktitel und -stile sind möglich, gutes Geh-Tempo

Die Führenden haben die Aufgabe abwechslungsreich durch den Raum zu gehen, d.h. vorwärts, Schlangenlinien, seitlich, rückwärts, im Kreis usw. Die Folgenden gehen immer hinterher. Nach einer Weile klatscht und ruft der Spielleiter/die Spielleiterin „Wechsel". Die Paare drehen sich um, dadurch wird die hintere Person zur Führenden.

Praxishinweis:

Weisen Sie die Führenden darauf hin, nicht nur im Kreis durch den Raum zu gehen, sondern ungewöhnliche Wege zu wählen, Schlangenlinien, rückwärts, seitlich usw.

Variationen:

(1) Die Führenden bereichern das Gehen mit Armbewegungen, die Folgenden übernehmen dies.

(2) Alle gehen in einer Schlange hinter einander, die erste Person, der *Kopf*, bestimmt den Weg durch den Raum und gibt der gesamten Schlange eine Armbewegung vor.

Beispiele:

- Mit einer Hand winken
- Mit beiden Fäusten rechts und links vom Körper in die Luft boxen

- Mit ausgestreckten Armen rechts und links vom Körper *Flugbewegungen* darstellen

Auf Zuruf des Spielleiters/der Spielleiterin geht der *Kopf* ans Ende der Schlange, die nächste Person übernimmt die Führung und gibt eine neue Bewegung vor.

(3) Eine Person *dirigiert* die ganze Gruppe durch Zuruf, zum Beispiel alle sollen im Kreis gehen, in Schlangenlinien, Zick-Zack, rückwärts, seitlich usw.

(4) Bei geübten Gruppen ist es möglich, die TeilnehmerInnen in kleine Gruppen aufzuteilen. Jede Gruppe erfindet einen eigenen Tanz mit 2 bis 3 Raumwegen. Im Anschluss stellt jede Gruppe ihren Tanz vor.

Beispiel:

- Alle stehen in einer Reihe, gehen vorwärts und wieder rückwärts, bilden einen Kreis und lösen den Kreis wieder zu einer Schlange auf.

(5) Von jeder Gruppe wird aus ihrem Tanz ein Raumweg ausgewählt und mit den anderen zu einem großen Tanz zusammengesetzt, den alle tanzen.

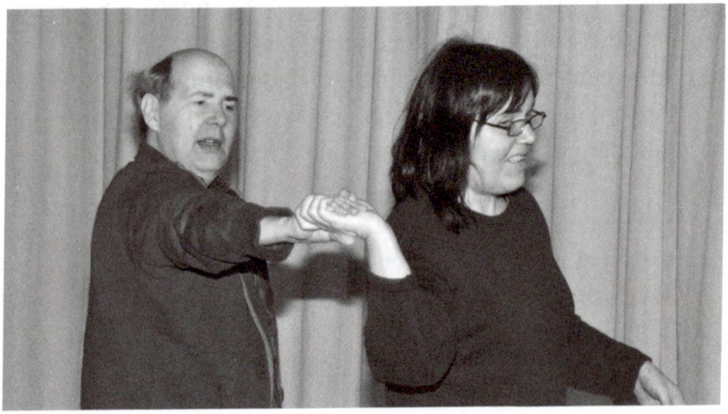

Der Abholtanz

Aufstellung: Paarweise frei im Raum verteilt, an den Händen gefasst

Musik: Viele Musiktitel sind möglich, sie sollten leicht, beschwingt sein und gutes Geh-Tempo haben

Ein Paar, Nr. 1, beginnt und geht frei im Raum herum. (Beim ersten Mal sollten *Sie* im ersten Paar sein.) Nach eigener Wahl bleibt Paar Nr. 1 vor einem anderen Paar stehen. Dieses Paar, Nr. 2, wird somit abgeholt, dazu erhebt Paar Nr. 1 seine gefassten Hände zu einem Tor, Paar Nr. 2 geht hindurch, dreht sich um und folgt Paar Nr. 1. Diese gehen wieder im Raum herum und bleiben vor einem anderen Paar, Nr. 3, stehen. Nun eröffnen die Paare Nr. 1 und Nr. 2 ihre Tore und das Paar Nr. 3 geht hindurch, dreht sich um und geht mit. Wenn alle Paare abgeholt sind, können *Sie* mit Applaus die Leistung belohnen und mit einem anderen führenden Paar neu beginnen.

Praxishinweis:

Erklären Sie zu Beginn sehr deutlich, was in diesem Tanz ein Tor ist und wie man hindurch gehen kann (siehe Foto auf der folgenden Seite)

Variationen:

(1) Paar Nr. 1 geht durch den Raum zu einem anderen Paar ihrer Wahl, begrüßt sie mit einer Verbeugung fasst sich mit diesem Paar zu einem Kreis und dreht sich einmal rundum. Danach bleibt Paar Nr. 1 stehen und das Paar Nr. 2 sucht sich ein anderes Paar usw. (dazu passt auch ein langsameres Musikstück, zum Beispiel eine Ballade).

(2) Alle stehen paarweise hintereinander und folgen dem ersten Paar (*Sie* sollten im Führungspaar sein). Nach einer

Weile bleibt das führende Paar stehen, erhebt sein Tor. Das folgende Paar geht darunter durch, bleibt ebenfalls stehen und eröffnet sein Tor. Das dritte Paar geht somit durch zwei Tore, bleibt auch stehen, eröffnet sein Tor usw. Stehen alle Paare mit eröffneten Toren, geht nun das letzte Paar (Führungspaar) durch den ganzen Tunnel und alle folgen nach und nach. Das Führungspaar geht mit allen weiter bis es an einer anderen Stelle des Raumes wieder stehen bleibt und sein Tor erhebt (siehe Foto auf der folgenden Seite).

Praxishinweis:

Es kann passieren, dass Ihre TeilnehmerInnen zu dicht stehen, so dass niemand durch das Tor gehen kann oder dass TeilnehmerInnen durch die gebückte Haltung die Orientierung verlieren und treffen die Tore nicht. Bei solch auftretenden Problemen verlassen Sie kurzfristig Ihren Partner (Sie kommen ja gleich wieder) und greifen Sie helfend ein. Durch mehrmaliges Wiederholen werden Ihre TeilnehmerInnen das „Tore durchlaufen" immer besser verstehen.

(3) Tanzen *Sie* Variation 2 und fügen *Sie* noch einen *Trennungsteil* hinzu. Dazu bleiben alle Paare hintereinander stehen. Das erste Paar trennt sich nun und geht rechts bzw. links an den anderen vorbei und stellt sich hinten als Paar wieder an. Diese *Trennung* wird von allen Paaren nacheinander durchgeführt. So können *Sie* Variation 2 und 3 mehrmals wiederholen (siehe Grafik „Paarfiguren" S. 43).

Praxishinweis:

Auch hier können Orientierungsprobleme auftreten. Führen Sie deshalb den Trennungsteil sehr deutlich vor. Während des Tanzes können Sie kurzfristig Ihren Partner verlassen und sich vor die Reihe stellen. So können Sie jedem Paar

zeigen, wie sie gehen sollen. Warten Sie ab, bis sich das getrennte Paar hinten wieder findet, bevor die nächsten dran sind.
Bei geübten Gruppen geht dies mit der Zeit von alleine.

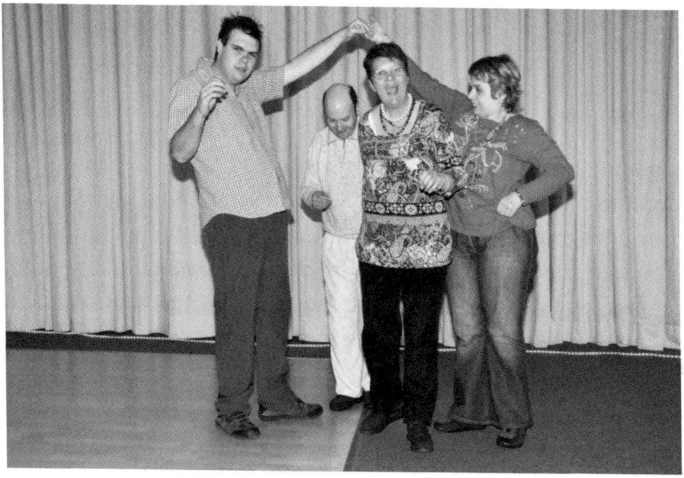

Improvisationstanz mit dem Körper

Aufstellung: Im Kreis, Hände nicht gefasst
Musik: Viele Musikstiele sind möglich wie zum Beispiel Pop-Hits oder Musik aus fernen Ländern: spanisch, türkisch, sie dürfen nicht zu schnell und nicht zu langsam sein, halten *Sie* sich an ein gutes Geh-Tempo

Das Prinzip ist ganz einfach.
Jeder kommt mal dran und erfindet mit seinen Körperteilen eine Bewegung, die anderen ahmen sie nach.
Erklären *Sie* zu Beginn, dass alle Bewegungsideen richtig sind, es gibt kein *falsch*. Wenn zum Beispiel jemand sagt, er weiß nichts, und dabei die Schultern hochzieht, dann ist dieses *Schultern hochziehen* auch schon eine Bewegung. Es ist auch richtig, wenn nur mit einem Finger gewackelt wird.
Begrenzen *Sie* die Aufgabe zunächst auf die Arme, Hände, Finger und Schultern. Fragen *Sie* ihre TeilnehmerInnen: „Wie können wir unsere Arme bewegen?" Ahmen *Sie* gleich die genannten Möglichkeiten mit der ganzen Gruppe nach und geben auch *Sie* anschauliche und einfache Beispiele. Dann schalten *Sie* die Musik an und lassen jeden reihum eine eigene Bewegungsidee vortanzen und die Gruppe übernimmt die Bewegung.

Beispiele:
Mit den Armen und Händen
- Abwechselnd einen Arm hoch strecken
- Winken
- Nach vorne boxen
- Verschiedene Kreise, vor, neben, über dem Körper, kleine, große, mit beiden Händen

- Schwingen, seitlich am Körper vor und zurück
- Daumen winken wie ein Tramper, abwechselnd, parallel
- „schimpfen“, mit dem Zeigefinger
- Finger spreizen und zur Faust zusammenziehen
- Handflächen nach vorne drücken, ähnlich wie boxen
- Mit beiden Handflächen wie ein Scheibenwischer vor dem Körper hin und her wischen
- Auf die Schenkel patschen
- Klatschen

Mit den Schultern
- hochziehen, abwechselnd, gleichzeitig
- nach vorne und zurück ziehen
- kreisen

Erobern *Sie* auch die Bewegungsmöglichkeiten der Beine, Füße und Hüfte:

Mit den Beinen und Füßen
- Stampfen
- Kicken
- Wippen, Fersen anheben – Fußspitzen bleiben auf dem Boden
- Kreise mit einem Fuß beschreiben
- Knie abwechselnd hochziehen
- Gehen, schnell, langsam
- Hüpfen, Seitgalopp, Sprünge

Mit der Hüfte
- Kreisen wie beim Bauchtanz
- Wackeln, seitlich hin und her, vor und zurück

Mit den Beinen können wir verschiedene Raumwege gehen
- Vorwärts, rückwärts, seitlich

- Kreise gehen, kleine Kreise um sich selbst, große Kreise mit der ganzen Gruppe
- Zickzacklinien, Achter-Figuren

Dies sind nur einige von unzähligen Möglichkeiten.

Variationen:

(1) Alle gehen zu Musik frei durch den Raum, nach einer Weile rufen *Sie* „Stopp“ und alle bleiben stehen, ein Name der TeilnehmerInnen wird genannt, diese Person gibt eine Bewegung am Platz vor, die anderen ahmen diese nach, auf Zuruf „Weiter“ gehen alle weiter bis bei „Stopp“ jemand anders dran kommt.

Praxishinweis:

Mit der Zeit kann das Rufen von einem Teilnehmer/einer Teilnehmerin übernommen werden. Dies ist eine interessante Aufgabe, da die Person darauf achten sollte, dass alle mal drankommen.

(2) Sie einigen sich auf eine Bewegung (Zwischenbewegung), die immer vor der Bewegungsidee der nächsten Person, von allen getanzt wird.
1. Person – Zwischenbewegung – 2. Person – Zwischenbewegung – 3. Person – Zwischenbewegung usw.

(3) Eine Abfolge von vier Bewegungsideen wird zu einem Tanz zusammengestellt, die über ein ganzes Musikstück wiederholend getanzt werden. A, B, C, D, – A, B, C, D usw.

Beispiel für einen Tanz mit vier Teilen A, B, C, D:

A Alle gehen im Kreis, eine Hand ist an der Hüfte, die andere winkt über dem Kopf

B Am Platz, beide Hände in die Hüfte, die Füße hacken abwechselnd auf den Boden

C Alle gehen zur Mitte und wieder zurück, dazu in die Hände klatschen

D Alle drehen sich um sich selbst, dazu mit den Fingern schnipsen

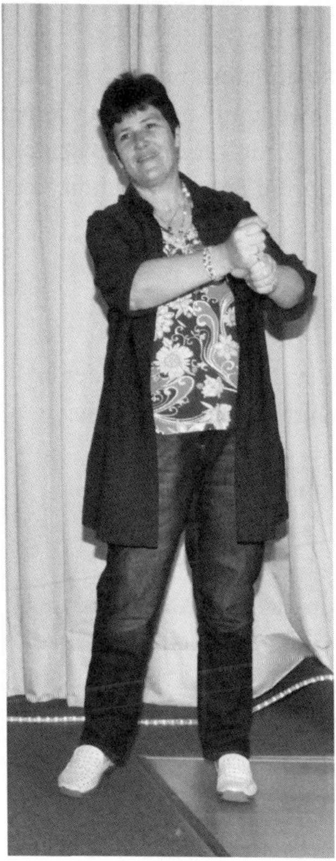

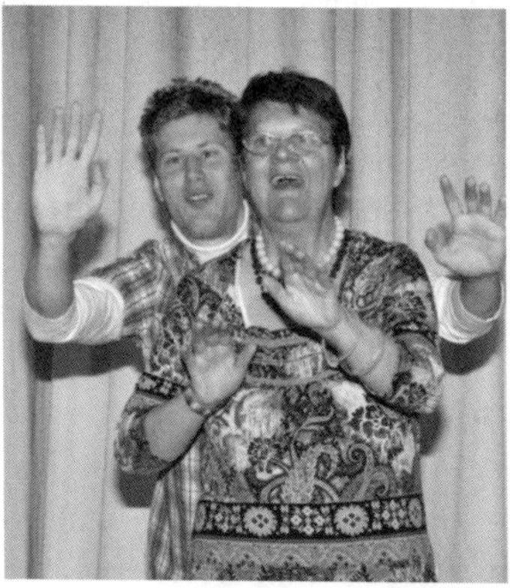

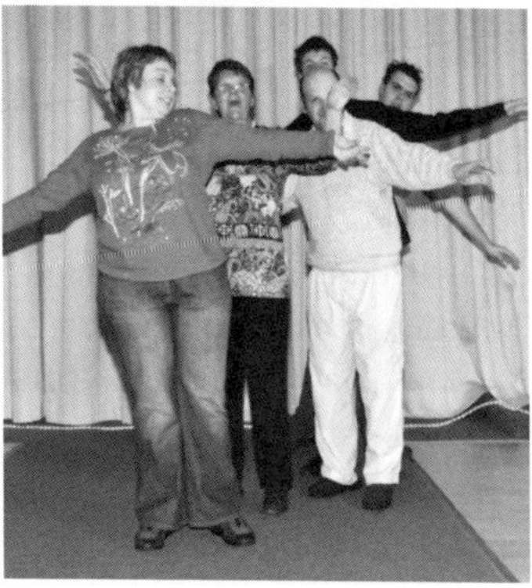

Das Memory-Spiel

Aufstellung: Frei im Raum, jeder hat einen Partner, eine Person geht vor die Tür

Musik: Viele Musiktitel und -stile mit gutem Geh-Tempo sind möglich, wie zum Beispiel Pop-Hits, Folklore, Instumentalmusik

Ausgehend vom bekannten Memory-Spiel mit Bildkarten, bei dem immer ein Pärchen gesucht wird, übertragen *Sie* mit den TeilnehmerInnen das Spielsystem auf Bewegung.
Eine Person wartet vor der Tür. Die anderen finden sich paarweise und überlegen sich eine Bewegung, die beim Gehen durch den Raum ausgeführt werden kann (aber erst nachdem die Person vor der Tür ist, damit sie nicht mitbekommt, wer sich zum Paar zusammen findet).

Beispiele:
- Ein Paar winkt mit einer Hand
- Ein Paar wickelt die Arme vor dem Bauch umeinander
- Ein Paar klopft sich mit einer Hand auf den Kopf usw.

Jedes Paar muss eine andere Bewegung finden.

Praxishinweis:

Weisen Sie ausdrücklich darauf hin, dass die abgesprochene Bewegung eines Pärchens unbedingt gleich ausgeführt werden muss. Vergewissern Sie sich, indem Sie sich von jedem Paar seine Idee vorstellen lassen. So können Sie auch feststellen, ob die Partner die Aufgabe verstanden haben und ihre Bewegung von beiden gleich ausgeführt wird.

Nun kann es losgehen, die Musik wird angestellt, die Paare gehen getrennt (nicht nebeneinander, da es sonst zu leicht ist) kreuz und quer durch den Raum. Die Person vor der Tür wird hereingeholt und hat nun die Aufgabe, die Paare mit der selben Bewegung heraus zu finden. Die erkannten Paare setzen sich an den Rand.

Praxishinweis:

Je nach Gruppengröße und Auffassungsgabe empfehle ich, ruhig erst mal nur mit drei Paaren zu beginnen. Die anderen TeilnehmerInnen schauen zu und raten mit.

Der Dominoeffekt

Aufstellung: Im Kreis, ohne Handfassung
Musik: Langsame „Hintergrund-Musik“, Klassik, Balladen, Meditationsmusik, Gitarrenmusik

Viele kennen den im Fernsehen übertragenen *Domino Day*. Hier werden viele Steine hintereinander so aufgestellt, dass sie, wenn der erste Stein angeschubst wird, alle nacheinander umfallen. Diesen Effekt gibt es auch im Tanz, d.h. eine Figur setzt sich reihum fort.
Alle TeilnehmerInnen stehen im Kreis. Eine Person beginnt und stellt eine stehende Figur dar.

Beispiele:
- Die erste Person streckt einen Arm zur Kreismitte. Danach strecken alle *nacheinander*, (wie die umfallenden Dominosteine), einen Arm zur Kreismitte.
- Die erste Person legt beide Hände auf ihren Bauch, alle übernehmen *nacheinander* diese Haltung.
- Die erste Person streckt beide Arme in die Höhe, alle erheben *nacheinander* ihre Arme.

Jeder kommt mal als Erster dran und gibt eine neue Figur vor, die von den anderen nacheinander übernommen wird.

Praxishinweis:
Es dauert manchmal etwas länger, bis alle TeilnehmerInnen verstehen, dass sie erst nacheinander dran kommen und nicht gleichzeitig die vorgegebene Figur nachbilden. Dazu empfehle ich die Reihenfolge mit Nummern laut zu unterstützen, d.h. Sie rufen: zuerst kommt Nr. 1, dann Nr. 2, Nr. 3 usw.

Variationen:

(1) Fordern *Sie* die TeilnehmerInnen auf, auch Schritte mit einzubeziehen.

Beispiele:

- Die erste Person geht einen oder mehrere Schritte rückwärts, die anderen folgen nacheinander, dadurch wird der Kreis größer.
- Die erste Person dreht sich einmal um sich selbst und hat dabei beide Arme zur Seite gestreckt. Nacheinander drehen sich alle auf diese Weise.

(2) Planen *Sie* den Dominoeffekt in einen Tanz mit ein.

Beispiele:

- Alle stehen nebeneinander in einer Reihe, gehen nacheinander in die Hocke und richten sich nacheinander wieder auf.
- Alle erheben nacheinander ihre Arme, verbeugen sich gleichzeitig und richten sich nacheinander wieder auf.

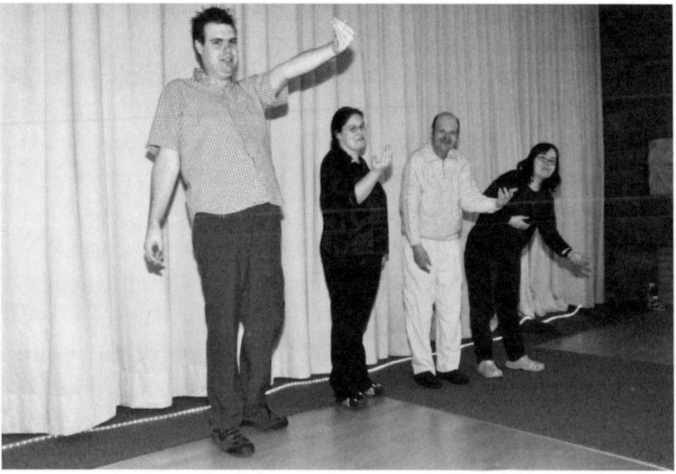

Improvisationstanz mit verschiedenen Materialien

Aufstellung: Im Kreis
Musik: Flotte Discomusik für leichte Materialien, langsamere Musik für schwere und größere Materialien

Grundsätzlich gelten hier die selben Prinzipien und Möglichkeiten wie unter *Improvisationstanz mit dem Körper* beschrieben ist. Als Tanz-Material kann nahezu alles verwendet werden. Jedes Material hat seine spezifischen Handhabungen und Möglichkeiten, die zu neuen Kreationen anregen.

Praxishinweis:

Für den Einstig ist es wichtig, dass alle TeilnehmerInnen erst mal Kontakt zum Material aufnehmen. Dazu sollten Sie über das Material sprechen und die TeilnehmerInnen dazu auffordern, Bewegungen mit dem Material zu finden.

Nach kurzer Zeit können *Sie* die Musik einschalten und mit dem Prinzip beginnen:
Jeder kommt mal dran und erfindet mit dem Material eine Bewegung, die anderen machen sie nach.

Beispiele für Tanz-Materialien:

- Servietten
- Holzstöcke
- Zweige mit Blättern
- Kochlöffel
- Lamettabündel
- Socken, leicht gefüllt
- Rasseln
- Plastikflaschen
- Fahnen
- Hüte
- Kerzen in Bechern
- Seile
- Cheerleader-Poms
- Reifen
- Besenstiele
- Luftballons
- Tücher
- Regenschirme
- Fächer

Beispiele mit Papptellern (jeder hat zwei):
- Beide Teller vor dem Körper kreuzen
- Abwechselnd die Teller zur Kreismitte strecken
- Teller rechts und links neben dem Körper schwingen
- Abwechselnd die Teller auf den Kopf klopfen, auf das Knie, auf den Po
- Teller zwischen die Beine schwingen
- Teller wie Scheibenwischer parallel über dem Kopf hin und her schwingen u.v.m.

Das Tanzen mit Materialien bietet immer wieder eine reizvolle Abwechslung und Herausforderung. Es bietet auch die Möglichkeit zu bestimmten Themen oder Musikstücken das passende Material einzusetzen.

Beispiele:
- Ein Regentanz mit Regenschirmen
- Ein Küchentanz mit Kochlöffeln
- Ein chinesischer Tanz mit Fächern
- Ein Frühlingstanz mit Zweigen

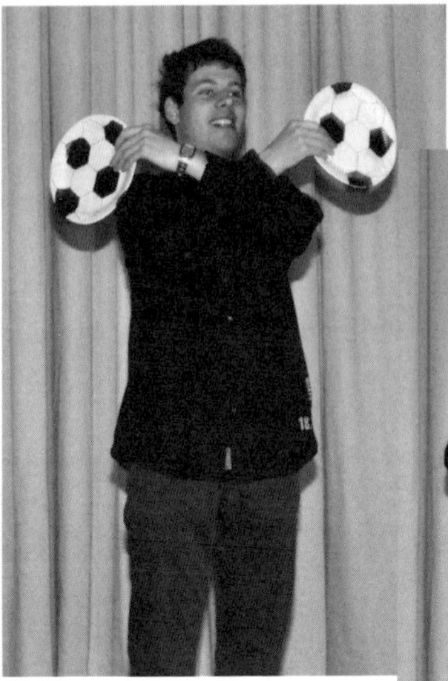

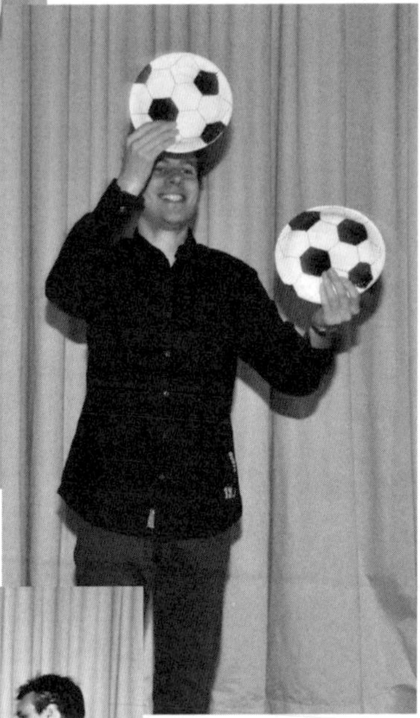

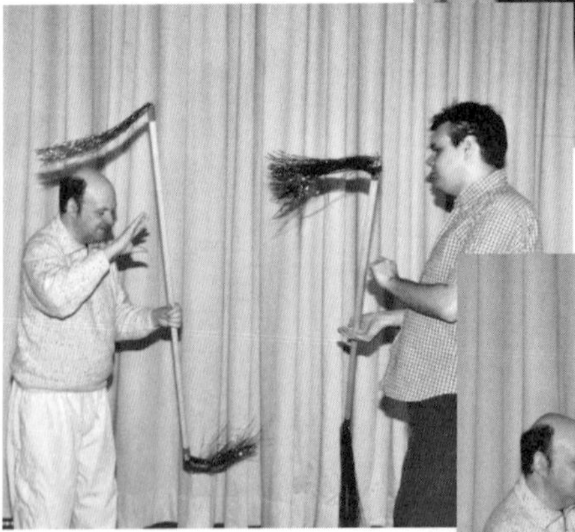

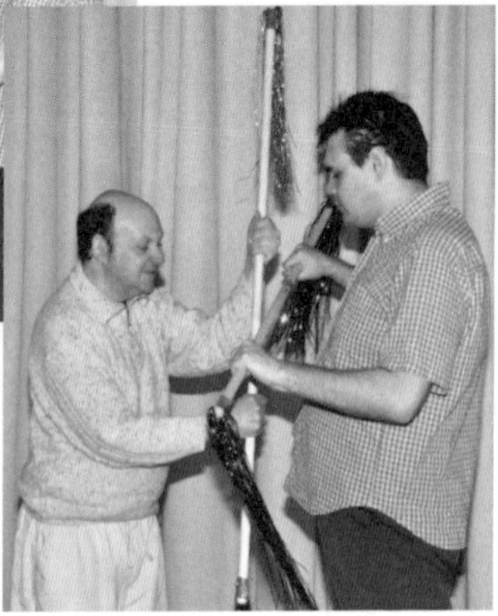

Tanzen mit Schwarzlicht

Mit Schwarzlicht kann man optisch sehr faszinierende Effekte erzielen. Weiße und neonfarbene Materialien werden hell erleuchtet, dunkle Farben werden unsichtbar (siehe Maskentanz, S. 109)

Praxishinweis:

Dies funktioniert nur in einem völlig abgedunkelten Raum. In Räumen, die nicht abzudunkeln sind, wartet man auf die dunklen Jahreszeiten.

Material:
Eine mindestens 1 m lange Schwarzlichtröhre mit Gehäuse, die vor die Akteure auf den Boden gelegt wird, schwarze Kleider für die Akteure

Leuchtende Materialien:
Es gibt eine große Auswahl an Schwarzlicht-Zubehör zu kaufen. Aber schon weißes Papier und weiße Kleidungsstücke wie zum Beispiel Handschuhe, Socken und Hemden, bieten viele Möglichkeiten.

Beispiele leuchtender Materialien:
- Weißes und neonfarbenes Papier für zum Beispiel Masken oder Formen wie Blumen, Tiere, Sterne etc. (siehe Maskentanz, S. 109)
- Weiße Handschuhe und Socken für die Hände und Füße (**Tipp:** Die Socken – zum Beispiel mit einem Sandsäckchen oder einem Tennisball gefüllt – können wie Keulen geschwungen werden)
- Weißer Stoff wie zum Beispiel Leintücher, Gardinen

- Neonfarbenes Klebeband
  (**Tipp:** Reifen oder Stöcke bekleben oder Klebestreifen auf die schwarze Kleidung zur Betonung der Gliedmassen kleben)
- Neonfarbener Stoff
  (**Tipp:** Zum Beispiel neonfarbenen Tüll an einen schwarzen Stock binden und ihn wie eine Fahne schwenken.)
- UV-Rundstäbe aus Acryl, 1 m lang; dies sind dünne, neonfarbene Kunststoffstäbe

Praxishinweis:

Probieren Sie ihre Materialien vorher aus. (Ich hatte mal weiße Pappteller, die nicht geleuchtet haben.)

Musik:

Die Musikauswahl richtet sich auch nach den Materialien, wie zum Beispiel weiße Socken zum Schleudern oder die leuchtenden Rundstäbe. Damit können *Sie* sehr schnelle Bewegungen ausführen, demzufolge ist ein schnelles Musikstück hier passend. Für zum Beispiel Fahnen mit Tüllstoff eignet sich eher ruhige Musik, zu einem Tanz mit weißen Masken passt elektronische Musik oder eine gruselige, mittelalterliche Musik.

Bausteine für Kreis-, Reihen- und Paartänze

Die im Folgenden beschriebenen Bausteine des Tanzes sollen es Ihnen ermöglichen, zu Ihrer ausgewählten Musik Tänze zusammenzustellen. Sie können auch als Anregung dienen, weitere Variationen zu entdecken und auszuprobieren. Jeder Baustein bietet viele Variationen. *Sie* können sich für Ihre Tänze auf einen Baustein beschränken oder – unter Berücksichtigung von Musik, Raum und TeilnehmerInnen – zwei bis drei Bausteine miteinander kombinieren. Auf Tanzbeschreibungen zu bestimmten Musiktiteln habe ich verzichtet, da die Aktualität und die Möglichkeit des Erwerbs eines bestimmten Musiktitels nicht gewährleistet werden kann.

Die drei wichtigsten Bausteine des Tanzes sind:

- **Bewegungen am Platz** (diese sind bereits ausführlich auf S. 24 ff. erklärt)
- **Raumwege**
- **Paarfiguren**

Die einfachste Ausgangsform ist der Kreis. Hierbei sieht jeder jeden und gemeinsam getanzte Bewegungen und Wege können schnell umgesetzt werden. Aber auch die in Schlangen und Reihen getanzten Wege sowie die vielfältigen Paarfiguren sind sehr reizvoll und bereiten, mit ein bisschen Übung, viel Freude.

Praxishinweis:

Planen Sie mit ein, dass die praktische Durchführung zeigen kann, dass Ihre Choreographie etwas abgeändert werden muss. Wenn sich Ihre TeilnehmerInnen immer wieder „verheddern“, kann sich Frust einstellen. Die Freude am Tanzen steht immer über einer umfassenden Choreographie.

Zeichenerklärung:

► Dieses Dreieck steht für eine Person, die Spitze zeigt die Blickrichtung an

➡ Die Pfeile zeigen die Tanzrichtung an.

Raumwege im Kreis

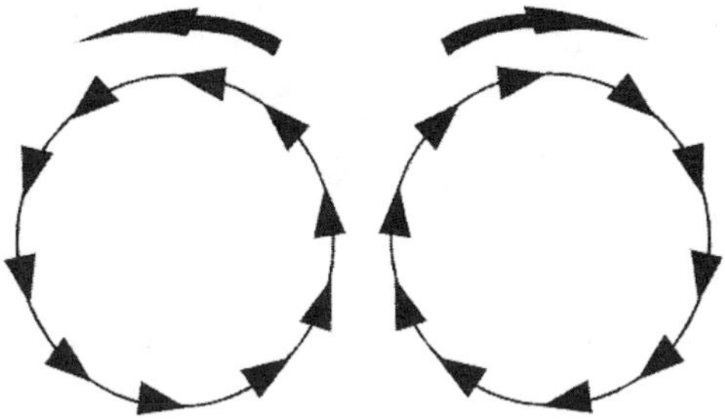

Alle gehen im Kreis rechts und/oder links herum, die Hände können gefasst sein.

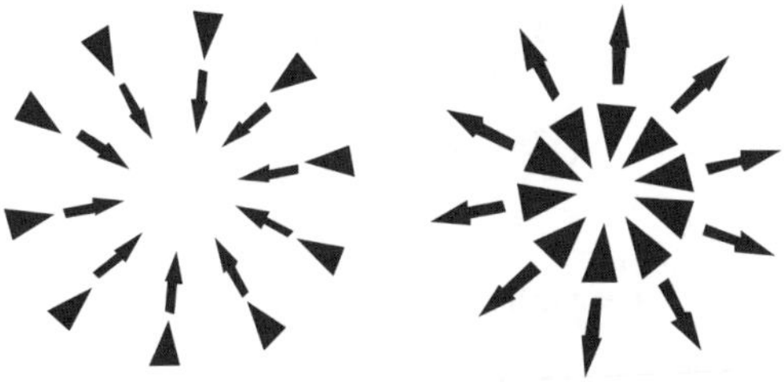

Alle gehen zur Kreismitte und rückwärts wieder zurück.

Variation:
In der Mitte wird eine Figur am Platz getanzt, zum Beispiel klatschen, mit dem Fuß kicken, etc.

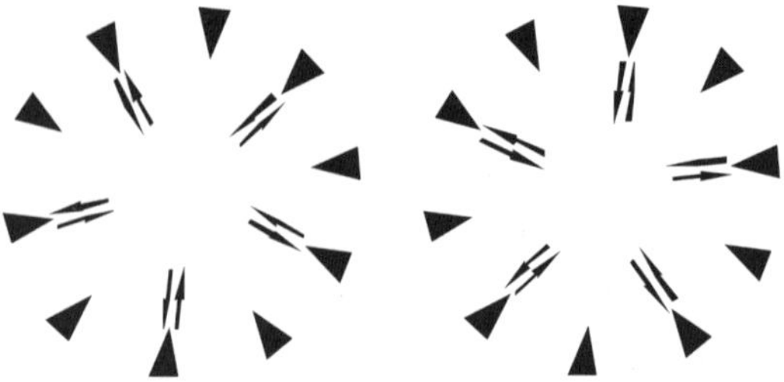

Jede zweite Person geht zur Kreismitte und wieder zurück, danach Wechsel, die anderen gehen zur Mitte und zurück.

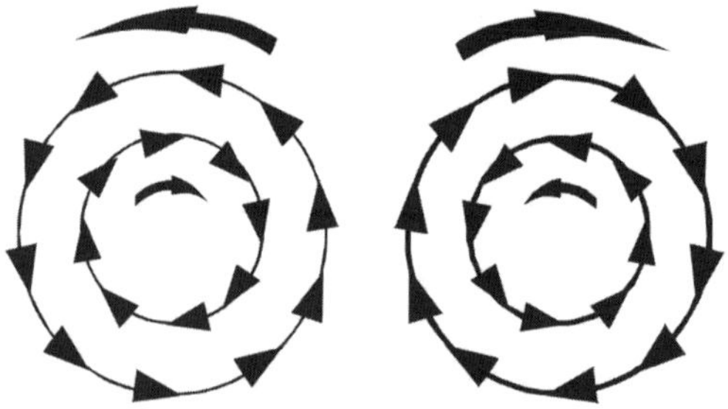

Es werden zwei Kreise ineinander gebildet, diese drehen sich entgegengesetzt.

Praxishinweis:

Diese Kreisfigur eignet sich nur für große Gruppen.

Raumwege in der Reihe

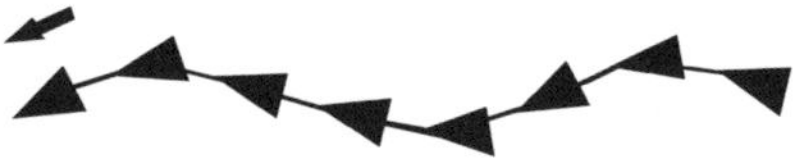

Alle gehen hintereinander, mit gefassten Händen in Schlangenlinien.

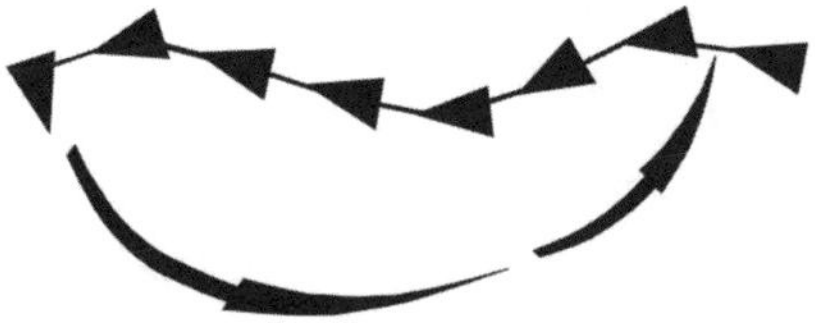

Die führende Person führt die ganze Schlange durch das Tor der letzten beiden Personen.

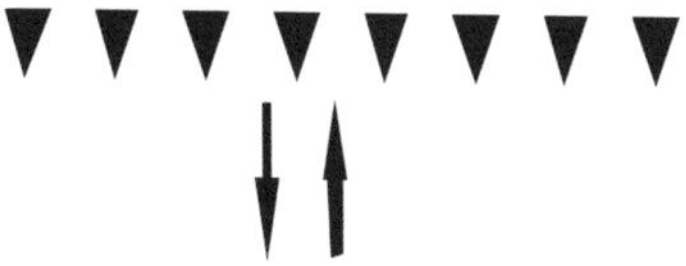

Alle stehen nebeneinander, gehen nach vorne und rückwärts wieder zurück.

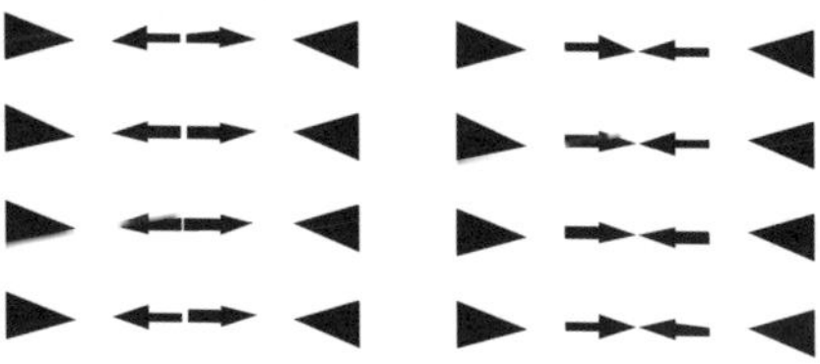

Die Personen stehen sich in zwei Reihen gegenüber, gehen aufeinander zu und gehen rückwärts wieder zurück

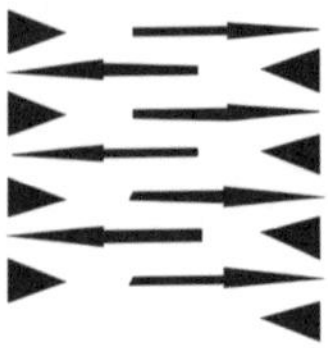

Die gegenüber stehenden Reihen gehen aneinander vorbei bis zur anderen Seite.

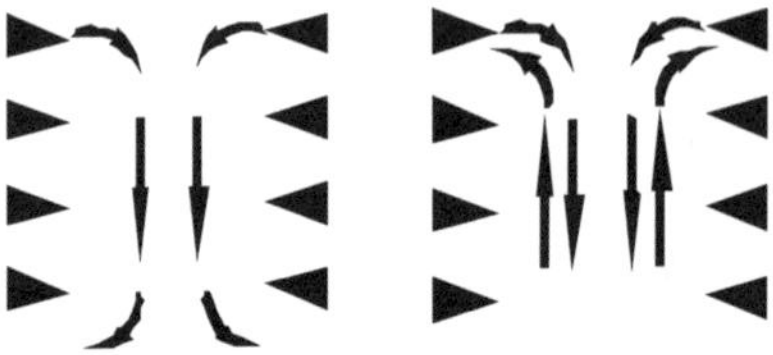

Die ersten beiden Personen treffen sich in der Mitte, bewegen sich durch die Gasse, stellen sich am Ende wieder in die Reihen **oder** bewegen sich wieder zurück zu ihrem ersten Platz, danach kommt das nächste Paar dran.

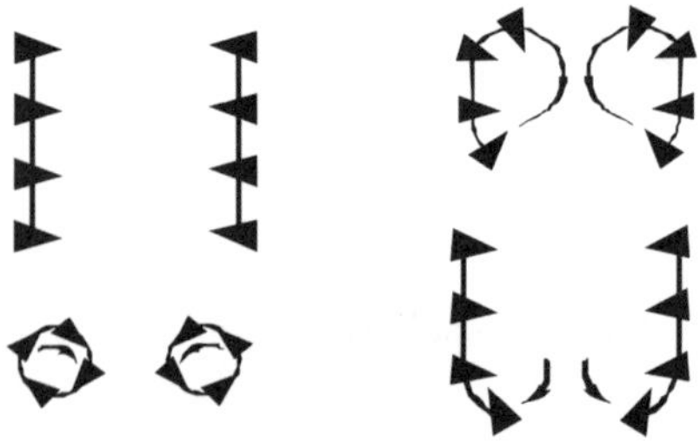

Die beiden Reihen bilden jede für sich einen Kreis, danach öffnen sie sich wieder zur Reihe.

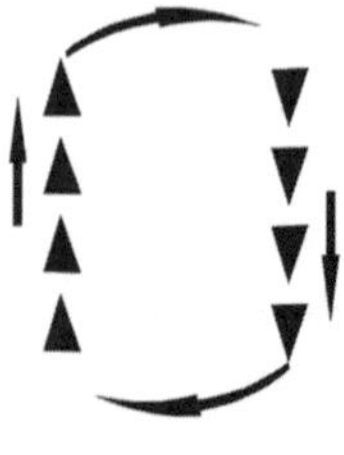

Die Reihen gehen im großen Bogen auf die andere Seite.

Paarfiguren

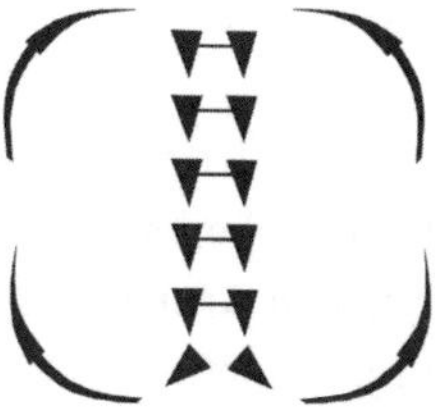

Die Paare stehen hintereinander, das erste Paar trennt sich, geht rechts bzw. links an der Reihe vorbei und trifft sich wieder am Ende zum Paar.

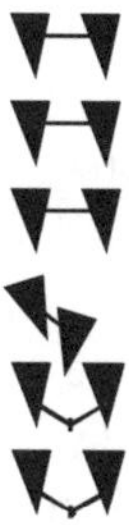

Die Paare stehen hintereinander, das erste Paar erhebt seine Arme zum Tor, das zweite Paar geht durch das Tor, bleibt wiederum stehen, bildet auch ein Tor, das dritte Paar geht durch beide Tore usw.

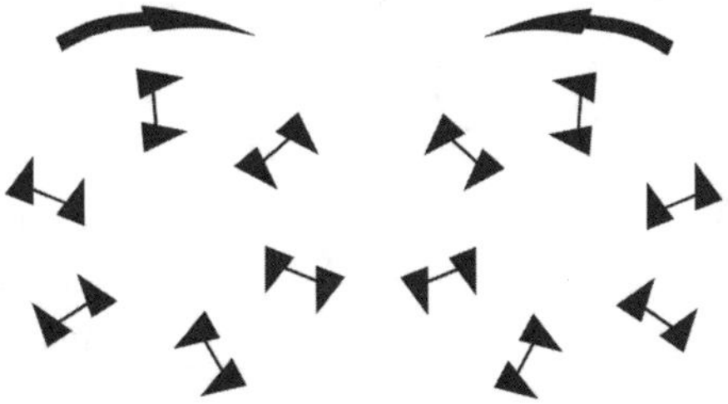

Paarweise gehen alle vorwärts auf der Kreisbahn, danach Richtungswechsel.

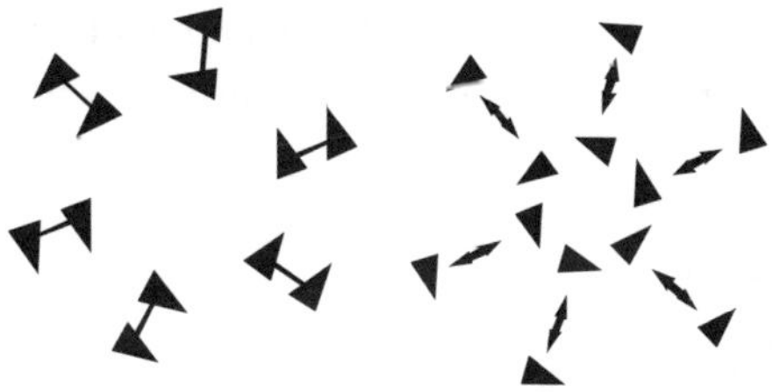

Die Paare stehen zuerst nebeneinander, lassen die Hände los und gehen mit Seitwärtsschritten auseinander und wieder zusammen.

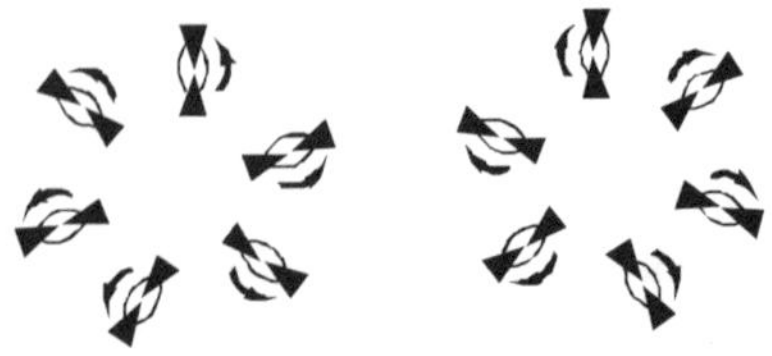

Die Paare geben sich beide Hände und drehen sich rechts bzw. links herum.

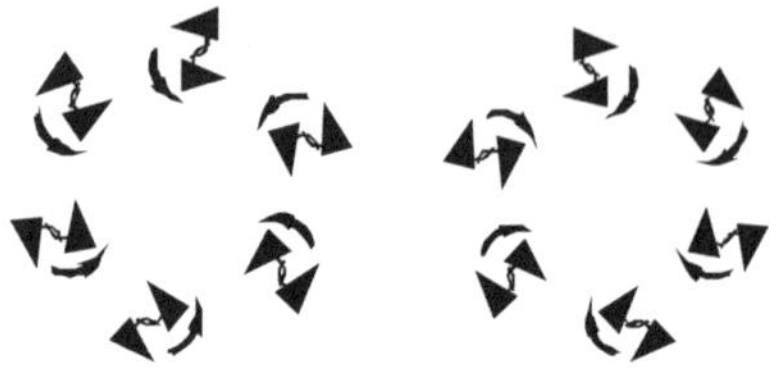

Die Paare haken sich mit dem rechten Arm ein und drehen sich, anschließend Richtungswechsel, indem die Paare sich mit ihrem linken Arm einhaken und drehen.

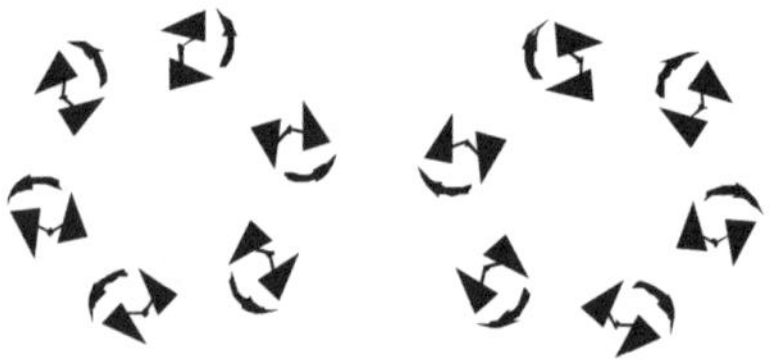

Die Paare legen rechte Handfläche auf rechte Handfläche und drehen sich, anschließend Richtungswechsel, indem sie die linken Handflächen aufeinander legen.

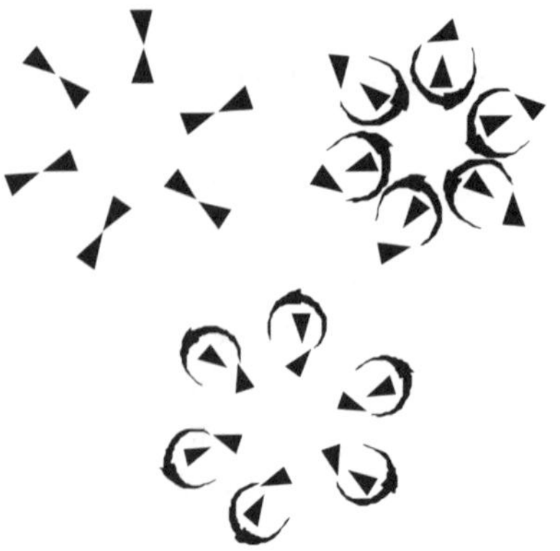

Die Paare stehen sich gegenüber, die äußeren Partner umkreisen die inneren, danach Wechsel: Die inneren Partner umkreisen die äußeren.

Beispiel-Tänze

Die im Folgenden beschriebenen Tänze sind ohne Angaben von Takten bzw. Schritten. Dies richtet sich immer nach dem von Ihnen ausgewählten Musikstück. Für die Dauer der einzelnen Tanzbewegungen können *Sie* zum einen nach Ihrem Gefühl gehen, zum anderen sollten Sie in der Durchführung darauf achten, dass Ihre TeilnehmerInnen auch genug Zeit für die Umsetzung bekommen. Die Freude am Tanzen ist immer wichtiger als eine zu detaillierte Choreographie und trotzdem muss man nicht auf Kreistänzen *hängen bleiben.*

Kreistanz mit drei Raumwegen

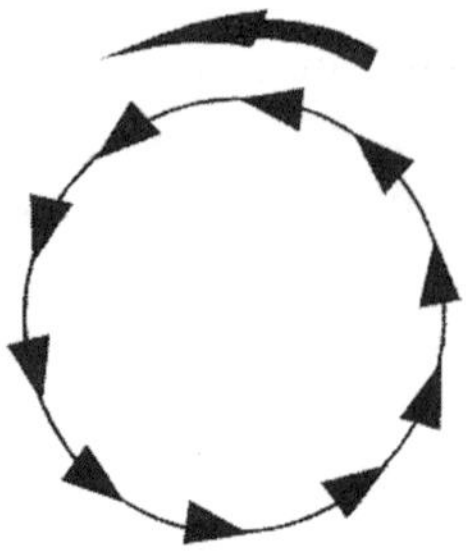

Alle gehen im Kreis herum, die Hände sind gefasst.

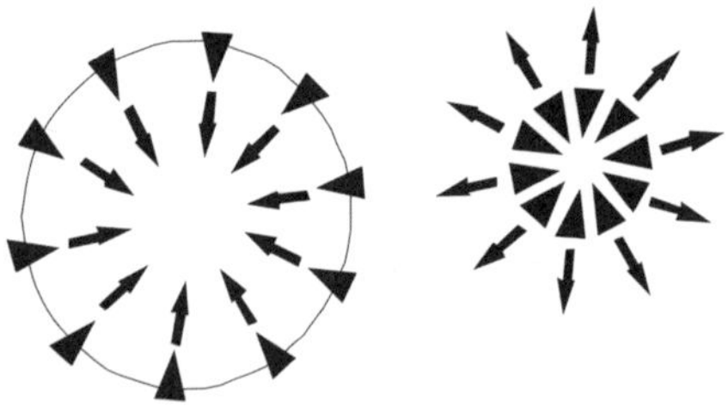

Alle gehen zur Kreismitte, nehmen dabei die Arme hoch und gehen wieder zurück.

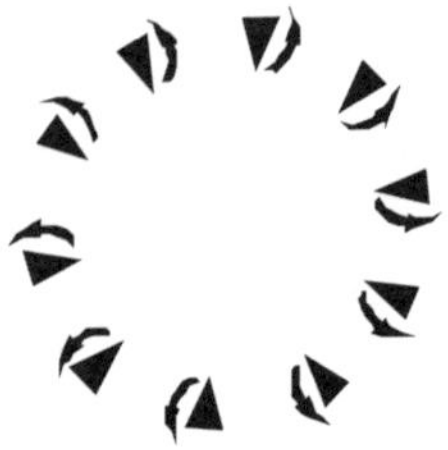

Alle drehen sich klatschend um sich selbst, der Tanz beginnt vorne.

Kreistanz mit Bewegungen am Platz und Raumwegen

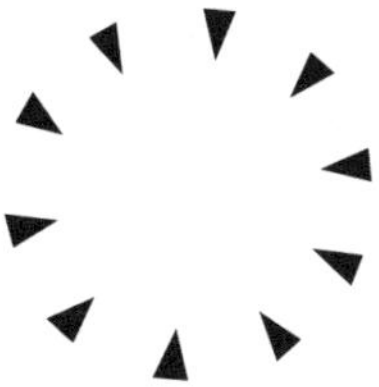

Alle stehen im Kreis, dazu werden 4 verschiedene Bewegungen am Platz getanzt.

Beispiel:
- Hände auf Schenkel patschen
- Arme vor dem Bauch umeinander wickeln
- Daumen rechts und links abwechselnd am Ohr vorbei führen
- Arme hoch über dem Kopf parallel (wie Scheibenwischer) hin und her schwenken

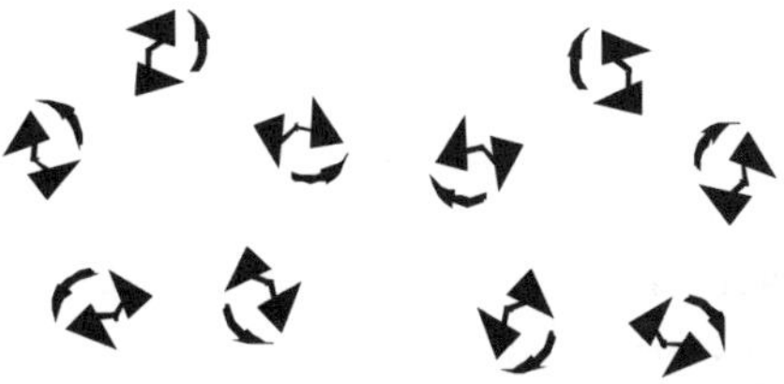

Alle drehen sich paarweise mit Richtungswechsel, dabei liegen die rechten bzw. linken Handflächen der Partner aufeinander.

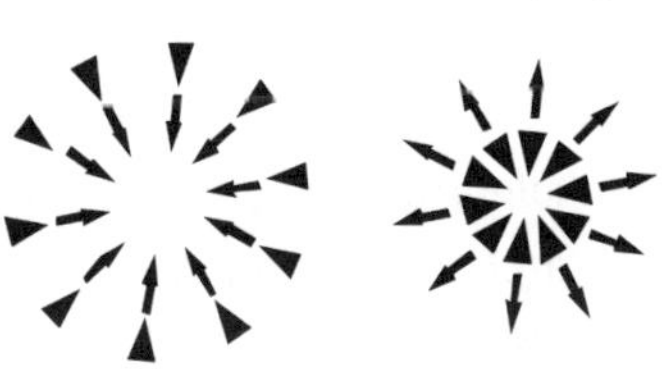

Alle gehen klatschend zur Kreismitte. In der Mitte wird mit den Fersen abwechselnd auf den Boden gehackt, alle gehen wieder zurück, der Tanz beginnt von vorne.

Paartanz auf der Kreisbahn

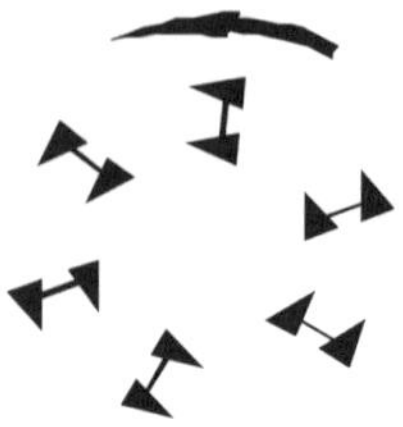

Alle gehen paarweise im Kreis herum, die Hände sind gefasst

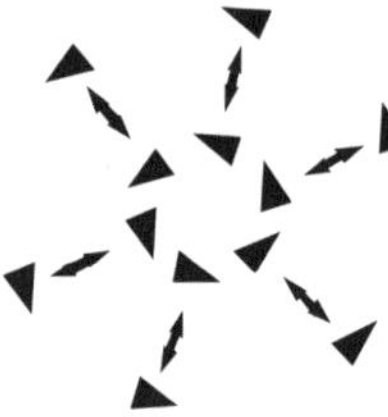

Die Paare bleiben stehen und gehen mit Seitschritten auseinander und wieder zusammen.

Praxishinweis:

Gehen Sie ruhig mindestens 8 Seitschritte auseinander, damit alle genug Zeit haben, um die seitliche Richtung zu erkennen und mitzugehen, unterstützen Sie mit Rufen, wie zum Beispiel aus-ei-nan-der, aus-ei-nan-der, oder seit-lich, seit-lich und beim zusammen Gehen zum Beispiel zu-rück ge-hen, zu-rück ge-hen, oder zu-dem Part-ner, zu-dem Part-ner

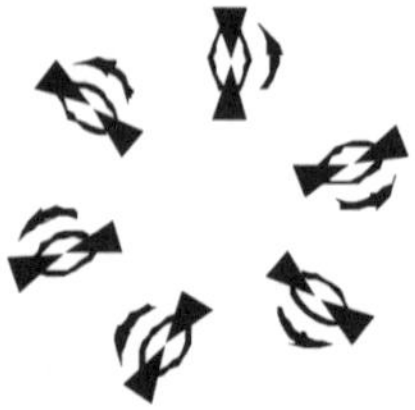

Die Paare geben sich beide Hände und drehen sich im Kreis.
Der Tanz beginnt von vorne.

Reihentanz mit Raumwegen

Alle stehen sich in zwei Reihen gegenüber.

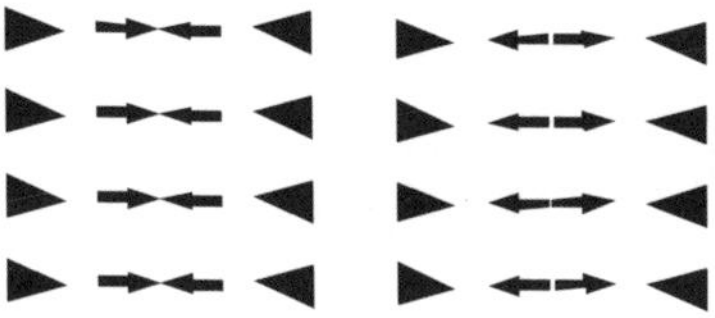

Alle gehen aufeinander zu, verbeugen sich (wie eine Begrüßung) und gehen rückwärts wieder auseinander.

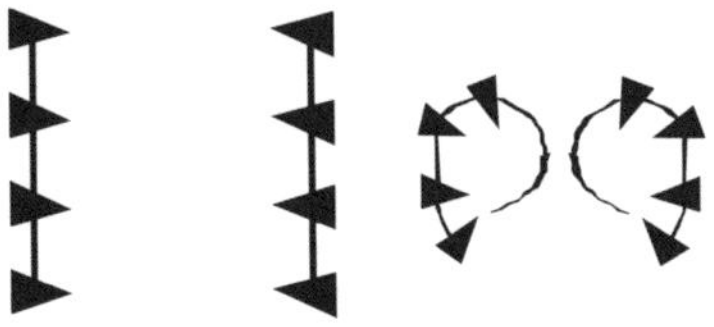

Die beiden Reihen bilden jeweils einen Kreis,

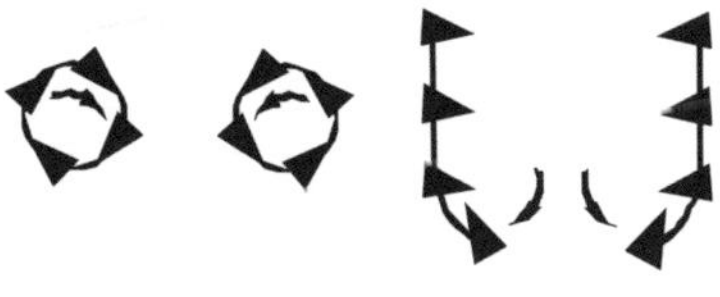

danach öffnen sie sich wieder zur Reihe.

Reihentanz mit Bewegungen am Platz und zwei Torgänge

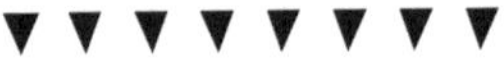

Alle stehen nebeneinander und tanzen ein, zwei Bewegungen am Platz.

Beispiel:

- Mit gespreizten Fingern beide Hände vor dem Gesicht mehrmals kreuzen und öffnen.
- Beide Hände rechts und links in Höhe der Ohren schnell drehen.

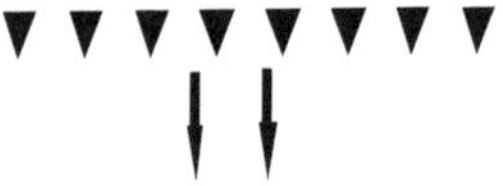

Alle gehen nach vorne, bleiben stehen und tanzen wieder ein, zwei Bewegungen am Platz.

Beispiel:

- Beide Handflächen nach vorne drücken.
- Auf die Schenkel patschen.

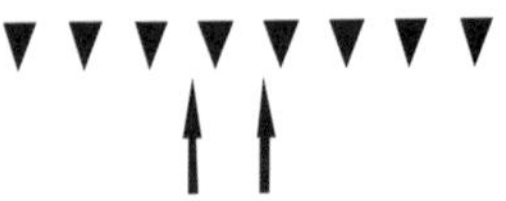

Alle gehen rückwärts wieder zurück.

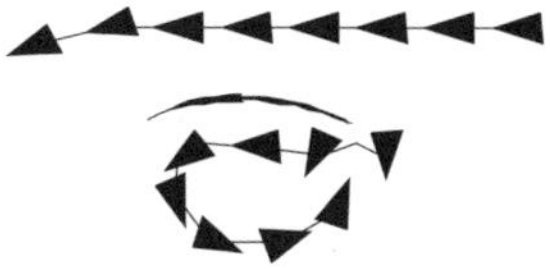

Alle gehen hintereinander mit gefassten Händen, die erste Person führt die ganze Schlange durch das Tor der letzten beiden Personen und zurück in die Reihe.

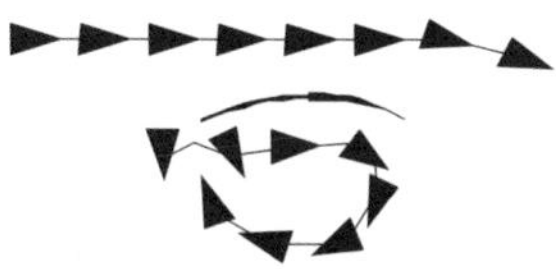

Alle wenden sich und die *letzte* Person wird nun zur Führenden, die ebenfalls die ganze Schlange durch das letzte Tor führt und zurück in die Reihe.
Der Tanz beginnt von vorne.

Mit den Bausteinen **Improvisationstanz mit dem Körper** und **Raumwege** ergeben sich viele weitere Kombinationsmöglichkeiten.

Praxishinweis:

Folklorestücke (zum Beispiel irisch, italienisch, osteuropäisch etc.) sind oft stark strukturiert und lassen sich daher leicht mit Tanz-Bausteinen ausschmücken.

MUSIZIEREN

Musik gehört zu unserem
Leben. Sie beeinflusst unser
Empfinden und unseren
seelischen Zustand.

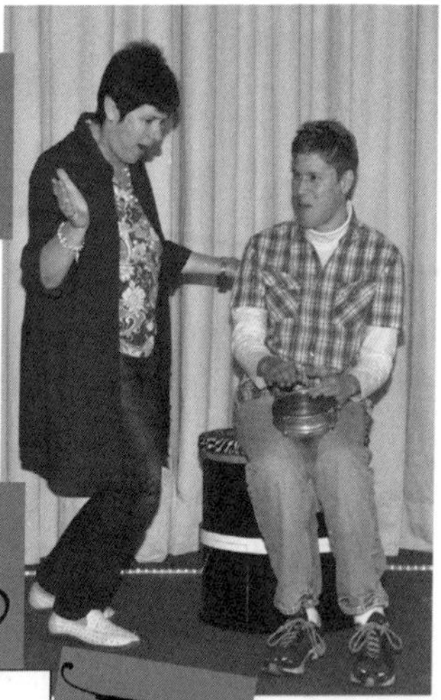

VI. Musizieren

Musizieren ohne Vorkenntnisse

Gedankliche Einführung für den Spielleiter/ die Spielleiterin

Musizieren ist ein Kulturgut, das seit Menschengedenken gepflegt wird und auf *Musizierende* sowie auf *Musik-Hörende* eine große Faszination ausübt. Musik gehört zu unserem Leben. Sie beeinflusst unser Empfinden und unseren seelischen Zustand.
In den folgenden Spielideen beschreibe ich Möglichkeiten, mit denen *Sie* mit Ihren TeilnehmerInnen in die Welt der Klänge und Rhythmen eintauchen können. Wenige Menschen mit geistiger Behinderung können ein Instrument wie zum Beispiel Klavier oder Gitarre spielen. Aber Freude am rhythmischen Spiel haben sie alle. Daher beschreibe ich nur Spielideen, die keine Noten- und Instrumentalkenntnisse voraussetzen.
Wenn *Sie* in der Situation sind, keine oder nur wenige Instrumente zur Verfügung zu haben, möchte ich *Sie* dazu ermutigen Alltagsgegenstände als Instrumente zu suchen und zu verwenden.

Beispiel:

- Allstagsgegenstände: Dosen und Kartons als Trommeln, Löffel aus Metall und Holz, Kuchenbleche, Topfdeckel, Pfannen, Dosen mit Reis gefüllt, Flaschen und Gläser mit und ohne Wasser gefüllt für herrliche Glasorgeln, Steine, Stöcke, Plastikflaschen u.v.m.

Praxishinweis:

Probieren Sie alle Gegenstände vorher aus und entscheiden Sie, ob Ihnen der Klang gefällt. Manche Gegenstände aus Metall, wie zum Beispiel Topfdeckel, klingen geradezu schrecklich schrill und laut. Aber es gibt auch Deckel, die einen faszinierenden Klang erzeugen. Es ist auch ein hörbarer Unterschied, ob Sie Metall- oder Holzlöffel zum Anschlagen benutzen.

Beispiel:

- *Echte* Instrumente: Trommeln, Pauken, Rasseln, Triangeln, Klanghölzer (Claves), Cymbeln, Glöckchen, Boomwhackers u.v.m.

Besonders möchte ich auf Boomwhackers eingehen:
Boomwhackers sind eine moderne Form von einfachen Instrumenten. Es handelt sich um bunte Plastikröhren, die geschlagen (whacked) einen perkussiven Ton (boom) erzeugen. Sie werden in verschiedenen Sets in fast jedem Musikgeschäft angeboten und haben einen hohen Aufforderungscharakter, sind nicht sehr teuer (6 Röhren kosten ca. 25 Euro) und nicht zu laut.
Sie werden im Fachhandel unter anderem in pentatonischer Stimmung angeboten, d.h. jeder Ton steht zum anderen in einer harmonischen Beziehung. Daher entsteht beim Spielen immer ein wohlklingender Klang.
Die Boomwhackers können auf die Hand, den Boden, den Tisch, den Stuhl, das Knie usw. geklopft werden oder, wenn *Sie* genügend haben, paarweise aufeinander geschlagen werden.
Besonders toll ist auch, dass sie so gut wie unverwüstlich sind; ein versehentliches Darauftreten lässt sie nicht kaputt gehen.

Egal ob *Sie* zum Musizieren *echte* Instrumente oder Alltagsgegenstände benützen möchten, ist es sehr wichtig, dass *Sie* eine Phase der Kontaktaufnahme zum Instrument einplanen. Dies bedeutet, dass die Teilnehmenden Zeit brauchen, um mit den Instrumenten vertraut zu werden. Stellen *Sie* jedes Instrument einzeln vor, zeigen *Sie* deren Spielmöglichkeiten und Handhabung, bevor sich alle etwas aussuchen können. Jedes einzelne Instrument hat verschiedene Klangmöglichkeiten.

Beispiele:

- Eine Trommel oder ein Karton kann mit der Hand oder mit den Fingerspitzen gespielt werden. Man kann darauf patschen, trippeln, kratzen, wischen oder mit einem Schlegel auf der Trommelmitte oder dem Trommelrand spielen.
- Triangel oder Topfdeckel klingen lange, wenn sie an einer Aufhängung frei schwingen; werden sie fest in der Hand gehalten, gibt es einen kurzen Ton.

Ermutigen *Sie* Ihre TeilnehmerInnen, die Instrumente auf verschiedene Weisen zum Klingen zu bringen. Instrumente haben einen hohen Aktivierungscharakter. Bei allen entsteht eine große Bereitschaft und Motivation zum Musizieren.

Praxishinweis:

Achten Sie darauf, dass während einer „Musikeinheit" die Instrumente immer mal wieder getauscht werden.

Klangbänder, die Hände dirigieren, laut – leise

Aufstellung: Alle Teilnehmenden sitzen im Kreis und haben ein Instrument

Zu Beginn versuchen alle MusikerInnen mit ihrem Instrument zunächst ganz leise und danach ganz laut zu spielen. Danach beginnt das Spiel.

Für: **leise**	Legen *Sie* beide Handflächen aufeinander. (Ein Handrücken zeigt nach oben, der andere nach unten.) → Alle spielen sehr leise.
Für: **lauter werden**	Öffnen *Sie* Ihre Hände langsam auseinander. → Alle spielen lauter werdend.
Für: **ganz laut**	Öffnen *Sie* Ihre Hände, so weit wie *Sie* können. → Alle spielen ganz laut.
Für: **leiser werden**	Schließen *Sie* Ihre Hände allmählich wieder, Ihre Handflächen nähern sich also einander an. → Alle werden leiser.
Für: **Stopp**	Verstecken *Sie* Ihre Hände hinter Ihrem Rücken. → Alle hören sofort auf.

Stellen *Sie* sich als Dirigent vor die Gruppe und zeigen *Sie* mit Ihren Händen, ob laut oder leise gespielt werden soll.

Wiederholen *Sie* diese Symbole mit Ihren MusikerInnen einige Male, damit alle Zeit haben zu erkennen, dass sie beim Spielen auf den Dirigenten achten müssen. Dieses Spiel kann oft mit wechselnden Dirigenten und Instrumenten gespielt werden.

Variationen:

(1) Drehen *Sie* die Reihenfolge auch mal um und beginnen mit *laut*.

(2) Ebenso sind Wellenbewegungen interessant. Dazu führen *Sie* Ihre Hände mehrmals etwas auseinander und wieder zusammen. Die MusikerInnen spielen laut und leise an einem Band.

(3) Geben *Sie* die Aufgabe des Dirigenten an einen Teilnehmer/eine Teilnehmerin, ab.

Praxishinweis:

Erklären Sie der jeweiligen Person nochmals ganz genau wie die Hände für leise, laut und stopp gehalten werden, dann setzen Sie sich auf den freigewordenen Platz und spielen mit.

Klangmaschine, anschalten – ausschalten

Aufstellung: Alle Teilnehmenden sitzen im Kreis und haben ein Instrument.

Wir sind eine große *Musikmaschine*, die an- und ausgeschaltet werden kann. Dazu gehen *Sie* von MusikerIn zu MusikerIn, tippen ihnen auf den Rücken und schalten so alle nacheinander an. *Sie* können dabei auch leise „anschalten“ ins Ohr flüstern. Die Angeschalteten spielen völlig frei auf ihrem Instrument. Gehen *Sie* nicht zu schnell von MusikerIn zu MusikerIn, damit jeder Neue als Klangbereicherung wahrgenommen wird.
Sind alle angeschaltet, lassen *Sie* die ganze *Maschine* eine Zeitlang spielen und schalten dann nacheinander alle wieder aus, indem *Sie* jeder Person die Hand auf die Schulter legen und leise „ausschalten“ ins Ohr flüstern.

Variation:
Übergeben *Sie* die Aufgabe des *An- bzw. Ausschaltens* an einen Teilnehmer/eine Teilnehmerin und lassen *Sie* die Instrumente tauschen.

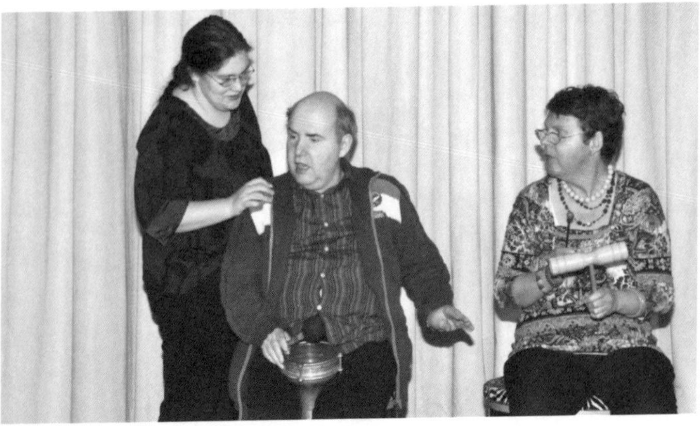

Die Füße dirigieren, langsam – schnell

Aufstellung: Alle TeilnehmerInnen haben ein Instrument, sitzen in einem großen Kreis oder in zwei Reihen sich gegenüber, d. h. in der Mitte gibt es viel Platz.

Wie das Kapitel schon sagt, werden nun die Füße die MusikerInnen dirigieren. Stellen *Sie* sich nun ohne Instrument in die Mitte. Alle sollen nun auf Ihre Füße schauen und zu jedem Schritt einen Ton spielen.
Stapft der Dirigent schön langsam und deutlich herum, ist ein relativ genaues Mitspielen möglich. Tippelt oder rennt der Dirigent schnell herum, spielen alle ganz schnell. Bleibt der Dirigent stehen, müssen alle aufhören.

Wichtig: Auch bei diesem Spiel gilt: Erklären *Sie* zu Beginn genau und anschaulich die drei Variationen: langsame Schritte, schnelle Schritte und Stopp.

Praxishinweis:

Stellen Sie zu Beginn die Spielregeln mit nur einem Musiker vor. So können alle erst einmal deutlich erkennen, wie die Füße den Musiker dirigieren und wie es sich mit Unstimmigkeiten verhält, zum Beispiel: Der Musiker hört bei Stopp nicht auf zu spielen oder er spielt bei langsamen Schritten zu schnell.

Variation:

Wenn möglich, können alle mal DirigentIn sein, die Instrumente werden zwischendurch immer wieder mal getauscht.

Dies kann ein lustiges Spiel werden, wenn dem Dirigenten bewusst wird, dass er mit verschiedenen Ganggeschwindigkeiten und plötzlichen Stopps die Gruppe in Atem halten kann.

Lieder mit Rhythmusinstrumenten begleiten

Die einfachste Form der Begleitung eines Liedes Ihrer Wahl ist, wenn alle zum Gesang mit Rhythmusinstrumenten spielen.

Variationen:

(1) Teilen *Sie* die MusikerInnen in Instrumenten- bzw. Klang-Familien ein, in *kurz klingende, lang klingende und rasselnde Instrumente.* Nun haben *Sie* als Dirigent die Aufgabe, während des Liedes abwechselnd, die einzelnen Instrumenten/Familien spielen zu lassen.

(2) Wenn möglich können alle mal Dirigent sein.

(3) Der Dirigent zeigt der jeweiligen Gruppe zusätzlich mit den Händen, ob sie laut oder leise spielen sollen (siehe Kapitel Klangbänder laut – leise, S. 56).

Praxishinweis:

Es ist ratsam, die Familien räumlich klar zu trennen, d.h. eine deutliche Lücke zu lassen, damit die TeilnehmerInnen klarer erkennen können, wann sie an der Reihe sind.

Durch die Klangunterschiede bekommt die Liedbegleitung eine reizvolle, klangliche Abwechslung.

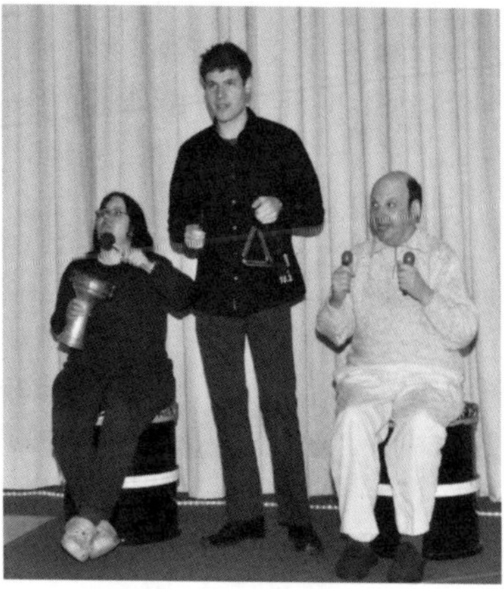

Rhythmische Spiele

In meiner langjährigen Berufstätigkeit habe ich erfahren, dass die meisten TeilnehmerInnen über ein natürliches Rhythmus Empfinden verfügen und auch viel Freude an rhythmischen Spielen haben. Damit sich die Teilnehmenden verschiedene Rhythmen merken können, nehme ich immer zum Rhythmus passende Worte und Sätze zur Hilfe.
Um im Folgenden die Rhythmik zu verdeutlichen, verwende ich Notenwerte.
Für „Notenunbedarfte“ möchte ich kurz und einfach erklären:

♩ normales Sprechtempo ♫ schnell gesprochen 𝅗𝅥 lang gesprochen

Beispiele:

• Ich und Du, Mül-lers Kuh

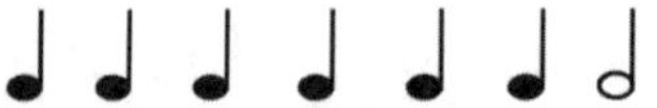

• Je-den Mor-gen trink ich Tee

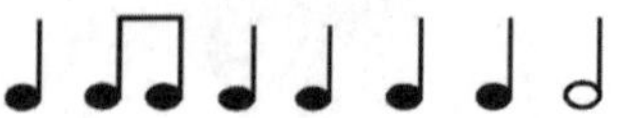

• DieTorte - li - ni sind zu heiß

Es gibt unendlich viele Möglichkeiten. Wenn *Sie* einen bestimmten Rhythmus spielen wollen, erfinden Sie einfach einen Satz dazu. Manche TeilnehmerInnen sind auch fähig, einen eigenen Satz zu kreieren.

Spiel mit rhythmischen Worten „Was isst du gerne?“

(ein sehr beliebtes Spiel)

Aufstellung: Alle Teilnehmenden sitzen im Kreis und haben ein Instrument.

Alle TeilnehmerInnen werden nun nacheinander gefragt, was sie gerne essen. Den Namen der Speise spielt nun jede Person mit ihrem Instrument alleine vor.

Beispiele:

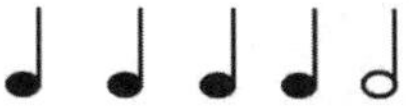

- Kar -tof -fel -sa -lat

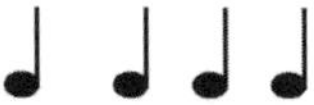

- Scho -ko -la -de

- Würst - chen

Danach spielen alle die genannte Speise nach. Das Wort kann dann ruhig zweimal hintereinander von der Gruppe wiederholt werden, bevor die nächste Person drankommt.

Variationen:

(1) Getränke, Tiere, Pflanzen, Namen, Berufe, Kleidungsstücke, alles, was fahren kann usw.

(2) Fordern *Sie* die Gruppe auf, solch ein Wort auswendig (ohne zu sprechen) zu spielen.

(3) Verteilen *Sie* drei Speisen auf drei *Instrumenten-Familien;* ein Dirigent bestimmt, welche Gruppe dran kommt.

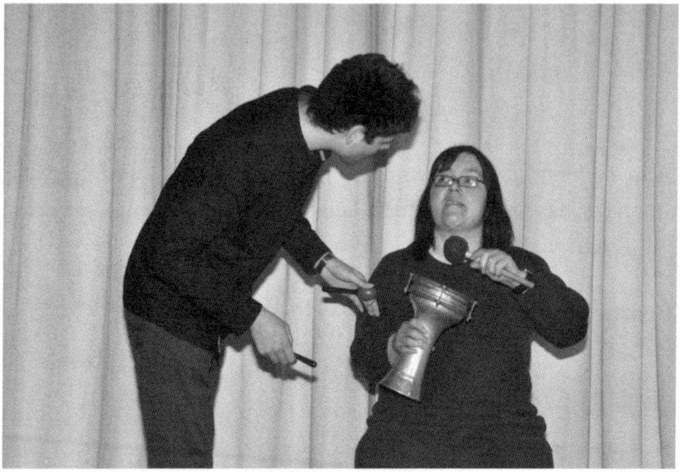

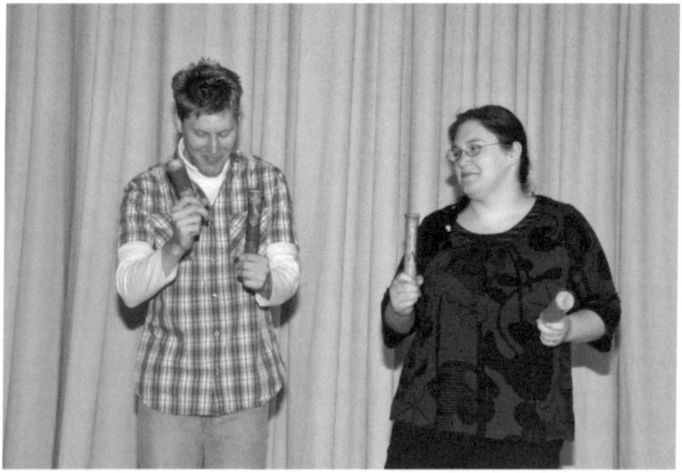

Spiel mit rhythmischen Sätzen

Aufstellung: Alle Teilnehmenden sitzen im Kreis und haben ein Instrument.

Alle TeilnehmerInnen lernen zunächst einen Satz.

Beispiele:

- Ach - tung, auf-ge - passt,
  Ach - tung, auf-ge - passt, 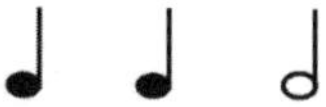
  Ach - tung, auf-ge - passt, jetzt geht's los.

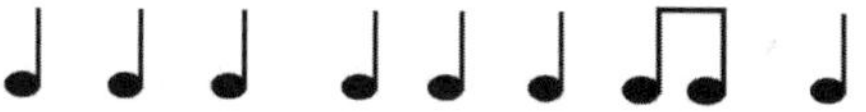

- Je - den Mor - gen ess' ich Kä-se - brot,

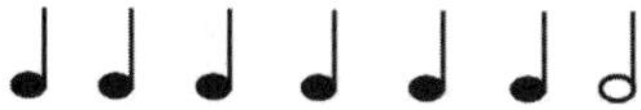

- Je - den Mor - gen trink' ich Tee.

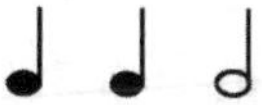

- An - na - bell, 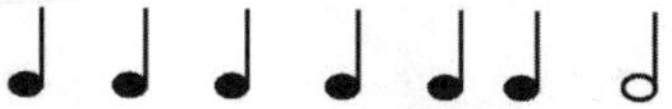
  An - na – bell, dei - ne Bei - ne sind so schnell.

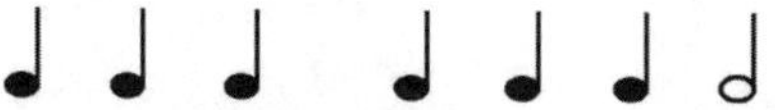

- Je - der spielt so gut er kann,

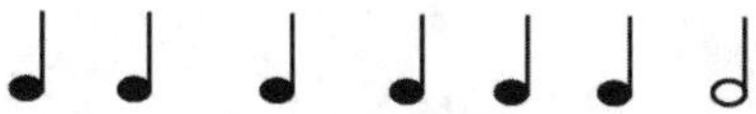

und dann kommt der Nächs-te dran.

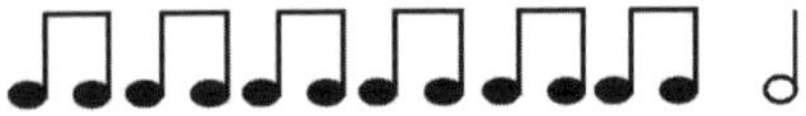

- Titi kaka Titi kaka Titi kaka See,
  Titi kaka Titi kaka Titi kaka See.

Variationen:

(1) Der Satz kann laut und leise oder langsam und schnell gespielt werden.

(2) Reihum spielt jeder diesen Satz mal ganz alleine.

(3) Er kann von kleineren Gruppen (zum Beispiel nur den Trommlern) und danach von allen anderen wiederholt werden.

(4) Es kann noch ein zweiter Satz gelernt werden, beide Sätze werden abwechselnd und in verschiedenen Variationen gespielt.

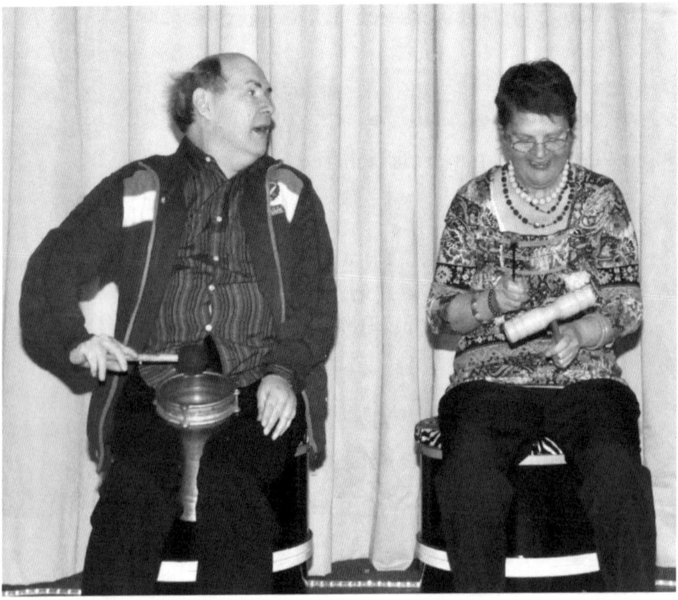

Tutti – Solo

Aufstellung: Alle Teilnehmenden sitzen im Kreis und haben ein Instrument.

Das *Tutti-Solo*-Spiel besteht aus zwei, sich wiederholende Teilen. Im *Tutti-Teil* spielt die ganze Gruppe, im *Solo-Teil* spielt ein Musiker/eine Musikerin alleine.

Für das gemeinsame Tutti-Spiel nehmen *Sie* einen rhythmischen Satz. Meist empfiehlt es sich, diesen Satz zwei mal hintereinander zu spielen. Danach spielt eine Person alleine, völlig frei, alle anderen lauschen dem Solo.
Nach dem Solo zählen *Sie* relativ leise und spannend 1-2-3-4 und die Gruppe setzt mit dem Tutti-Teil wieder ein, danach spielt die nächste Person ihr Solo usw.

Variation:
Eine Steigerung in der Anforderung an alle Teilnehmenden ist, wenn im Solo-Teil immer zwei MusikerInnen zusammen spielen. Machen *Sie* die Solisten darauf aufmerksam, dass sie aufeinander hören können um so ein gemeinsames Tempo zu finden. Dies ist für viele TeilnehmerInnen nicht so einfach, aber wenn sie öfters darauf hingewiesen werden, finden die meisten eine Übereinstimmung. Oft entsteht dabei eine schon fast verblüffende Spannung. Nach solch einem geglückten Solo-Teil, können alle als Applaus wild auf ihrem Instrument spielen.
Danach zählen Sie wieder 1-2-3-4 und die Gruppe spielt wieder den gemeinsamen Tutti-Teil.

Spiele mit den Boomwhackers

Boomwhackers sind, wie auf Seite 54 bereits beschrieben, bunte Kunststoffröhren. Zu Beginn steht wieder Ausprobieren und Entdecken im Vordergrund.

Aufstellung: Alle TeilnehmerInnen gehen mit ein oder zwei Röhren frei im Raum herum.

Zunächst wird alles im Raum abgeklopft: Wände, Boden, Bänke, Stühle usw. Nach einiger Zeit bekommen alle die Aufgabe, sich an einen Platz zu begeben, der ihnen besonders gut gefallen hat. Nun spielen die TeilnehmerInnen einzeln nacheinander ihren *Platz* vor. Die anderen hören zu. Sind alle dran gewesen, spielen *Sie* mit allen einen rhythmischen Satz. Danach gehen alle weiter und suchen sich einen neuen Platz.

Praxishinweis:

In leeren Räumen stellen Sie zum Beispiel Stühle frei im Raum auf.

Beispiel:

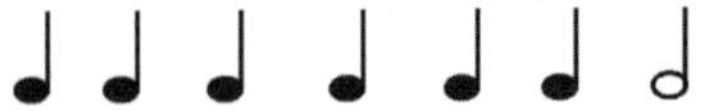

• Die-ser Platz ge - fällt mir sehr,

da komm ich be - stimmt mal wie-der her.

Variationen:

(1) Alle gehen frei durch den (leeren) Raum und klopfen dabei einen rhythmischen Satz auf ihre Hand (siehe Bei-

spielsätze auf S. 65). Am Ende des Satzes bleiben alle wie versteinert stehen und bilden dadurch eine Art Statue.

Praxishinweis:

Ermutigen Sie ihre TeilnehmerInnen, immer wieder neue und ungewöhnliche Figuren darzustellen.

(2) Am Ende des Satzes berühren sich alle irgendwie mit den Boomwhackers.

Praxishinweis:

Animieren Sie die TeilnehmerInnen, die anderen an ungewöhnlichen Stellen zu berühren, zum Beispiel am Kopf, am Ohr, am Knie, am Fuß usw.

(3) Geben *Sie* zwei Sätze vor. Mit dem einen Satz gehen alle, auf die Hand klopfend, frei durch den Raum. Der zweite Satz wird am Platz zum Beispiel auf die Schulter, auf den Arm, auf dem Kopf usw. geklopft.

Beispiel:

- Alle gehen frei im Raum.

Ach - tung, auf-ge - passt,
Ach - tung, auf-ge - passt,

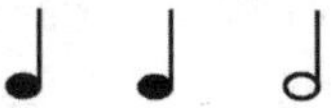

Ach - tung, auf-ge - passt, jetzt geht's los.

- Alle klopfen auf das Bein

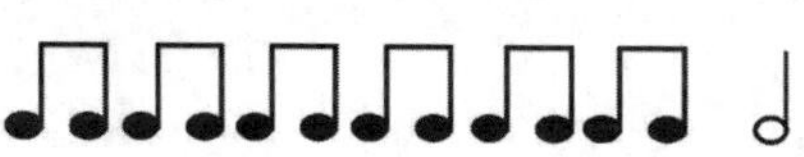

Titi kaka Titi kaka Titi kaka See,
Titi kaka Titi kaka Titi kaka See.

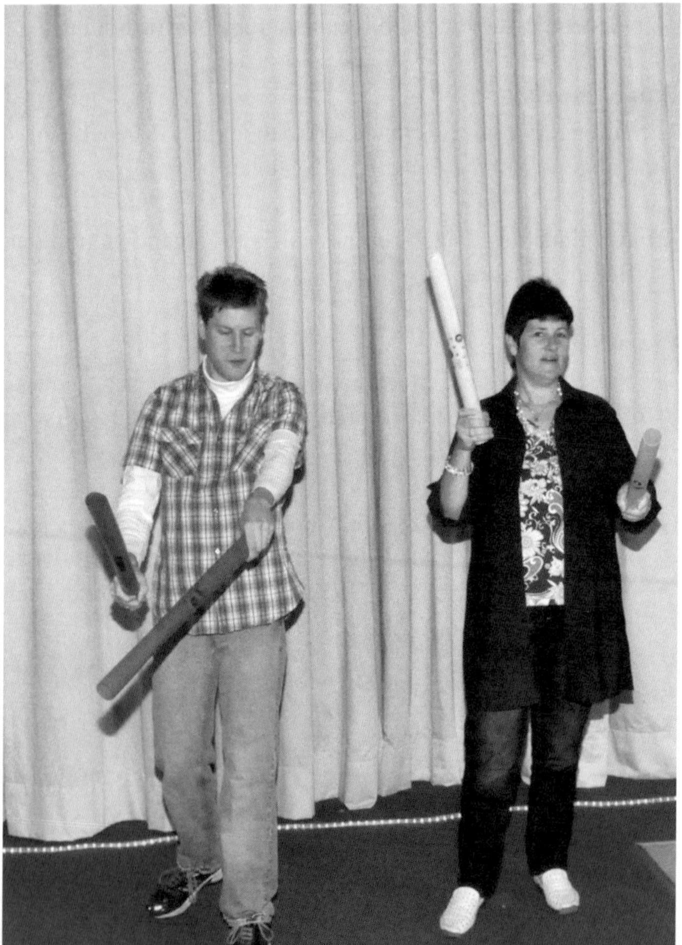

Großes Standbild mit Boomwhackers

Aufstellung: Alle Teilnehmerinnen stehen im Kreis und haben ein oder zwei Boomwhackers.

Musik: Schöne langsame Musik leise im Hintergrund, zum Beispiel Balladen, Klassik, Meditationsmusik u.v.m.

Eine Person geht in die Kreismitte und stellt sich dort in einer selbstgewählten Haltung als *Statue* auf. Nun kommen alle anderen der Reihe nach dazu. Dabei sollen sie eine bereits stehende Person möglichst ungewöhnlich mit den Boomwhackers berühren.

Praxishinweis:

Geben Sie der Person die an der Reihe ist, genügend Zeit, ihren Platz und ihre Haltung zu finden.

Variationen:

(1) **Eine Maschine bauen**
Eine Person geht in die Mitte und führt mit den Boomwhackers eine selbst erfundene, sich immer wiederholende Maschinen-Bewegung aus, zum Beispiel Boomwhackers abwechselnd auf den Kopf und auf den Boden klopfen. Die nächste Person hat die Aufgabe, sich mit einer eigenen Maschinen-Bewegung zu der ersten Maschine zu stellen und, wenn möglich, dabei eine Verbindung herzustellen.

(2) **Bild legen**
Ein sehr schönes, stimmungsvolles *Abschluss-Spiel* ist das gemeinsame Legen eines Bildes mit den Boomwhackers: Eine Person legt einen Boomwhacker in die Kreismitte auf den Boden. Die nächste Person legt nun einen weite-

ren dazu, egal wie, die TeilnehmerInnen bestimmen selbst. Die Boomwhackers können auch hingestellt werden. Mit der Zeit entsteht ein großes Bild auf dem Boden. Haben die TeilnehmerInnen zwei Boomwhacker, kann eine zweite Runde folgen. Am Ende gehen alle um das *Bild* herum und schauen, ob es irgend etwas zu erkennen gibt, zum Beispiel ein Haus, ein Tier, ein Flugzeug.
Dieses Spiel können *Sie* ruhig mehrmals wiederholen.

Variation:
Nehmen *Sie* statt Boomwhacker andere Gegenstände, zum Beispiel Reifen, Seile, Schuhe, Stöcke u.v.m.

Improvisationen mit der Stimme

Aufstellung: Alle sitzen im Kreis.

Wir probieren die grenzenlose Vielfalt unserer Stimme aus.

Beispiele:
- zischen
- schnalzen
- heulen
- lang gezogene Laute aa, ee, ii, oo, uu
- jaulen
- natürlich auch das Riesenrepertoire an Tierlauten, Maschinengeräuschen und Umweltgeräusche
- jodeln
- pfeifen

Reihum kreiert jede Person ein Geräusch, das von der Gruppe wiederholt wird. Manche TeilnehmerInnen *sprudeln* immer neue Ideen heraus. Manche erfinden ganz leise Geräusche, die dann eine gewisse Spannung erzeugen. Andere wiederum trauen sich nicht. In diesem Fall sind Tierlaute sehr hilfreich. Fragen *Sie* diese Person nach ihrem Lieblingstier. Wenn trotzdem der Mut fehlt, ein Geräusch zu äußern, kann die Gruppe helfen.
Es können auch mehrere Stimmen gleichzeitig ertönen. Hierbei entstehen ungewöhnliche, mitunter sehr spannende Klangbänder. Es kann auch sehr lustig werden, wenn alle zum Beispiel die Stimmen eines Bauernhofes imitieren und es fröhlich gackert, muht, miaut und grunzt.

Stimme und Bewegung

Aufstellung: Alle sitzen oder stehen im Kreis.

Bewegungen mit dem Körper werden nun mit den erlebten Stimm-Möglichkeiten bereichert. Reihum bekommen die TeilnehmerInnen die Aufgabe, eine Bewegung und ein nach ihrem Ermessen passendes Geräusch dazu zu erfinden. Die Gruppe übernimmt diese Idee.

Beispiele:

- Eine Hand wird zur Kreismitte und zurück gedrückt, die Stimme begleitet dazu: puff puff, tsch tsch, ra ra, ...
- Der Kopf wird gedreht, die Stimme jault dazu.

Wichtig: Üben *Sie* keine Kritik an den Ideen, alles ist richtig!

Variationen:

(1) Alle TeilnehmerInnen erfinden eine Bewegung mit Geräusch. Eine Person *schaltet* nun alle nacheinander an (siehe S. 58 *Wir bauen eine Klangmaschine*). Nach einiger Zeit werden alle wieder nacheinander *ausgeschaltet.*

(2) Alle TeilnehmerInnen stellen sich hintereinander zu einer Schlange auf. Die führende Person erfindet, zum Gehen durch den Raum, eine Bewegung mit Stimme. Die andern ahmen dies nach. Nach einer Weile geht der *Kopf* ans Ende und die nächste Person ist dran.

(3) Eine Person steht in der Mitte des Kreises und bekommt die Aufgabe, sich von Stimm – Lauten zu Bewegungen inspirieren zu lassen. Nacheinander geben die anderen TeilnehmerInnen ein Geräusch vor und die Person in der Mitte bewegt sich dazu.

Praxishinweis:

Die Person in der Mitte braucht Zeit, um das Gehörte in sich wirken zu lassen, um zu einer Bewegungsidee zu finden. Zum besseren Verständnis sollten Sie als erste Person in den Kreis treten.

Wichtig: Alle Bewegungen sind richtig!

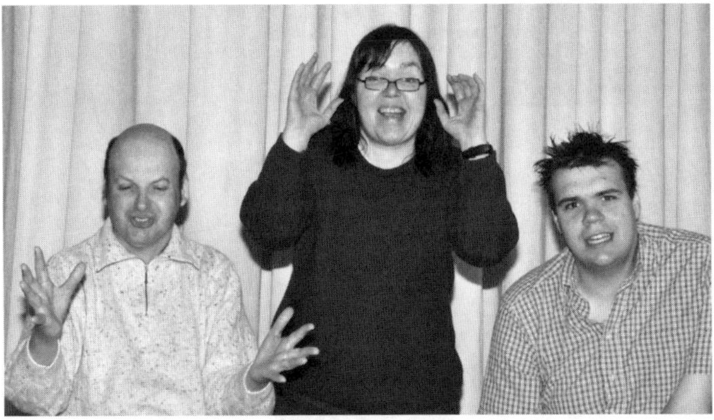

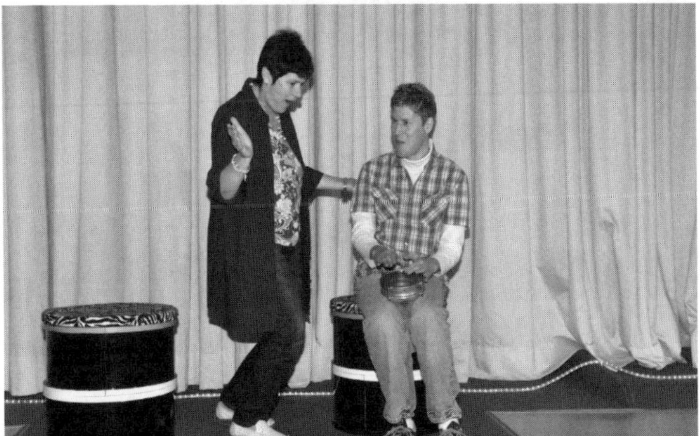

THEATER SPIELEN

Menschen schlüpfen gerne in verschiedene Rollen und faszinieren mit ihren Geschichten die Zuschauer.

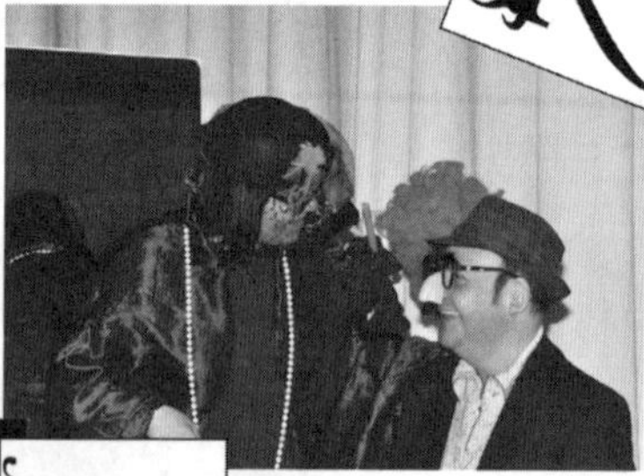

VII. Theater spielen

Gedankliche Einführung für den Spielleiter/ die Spielleiterin

Auch das Theater spielen ist wie Tanz und Musik schon in sehr frühen Kulturen zu finden. Menschen schlüpfen gerne in verschiedene Rollen und faszinieren mit ihren Geschichten die Zuschauer.
Die Kunst des Schauspielers ist die Bereitschaft, sich zu verwandeln, Wesenszüge und Merkmale anderer Personen zu erkennen und sie durch Körperhaltung, Mimik und Gestik ausdrucksvoll wieder zu geben. Dies erfordert eine sensible, differenzierte Wahrnehmung verschiedener Charaktere und Gefühlszustände, sowohl von anderen Menschen als auch von sich selbst.
Ich darf sagen, dass nahezu alle meiner bisherigen TeilnehmerInnen mit Begeisterung auf das Thema Theater spielen reagierten, auch wenn ihre körperlichen und sprachlichen Ausdrucksmöglichkeiten begrenzt sind.

Theater spielen mit Menschen mit geistiger Behinderung bedeutet nicht das konsequente Auswendiglernen von Texten. Dies würden nur die wenigsten schaffen.

Es geht vielmehr darum, verschiedene theatralische Ausdrucksmöglichkeiten kennen zu lernen, um dann in einer Geschichte eine oder mehrere kleine Rollen zu übernehmen, Gefühlszustände mit Mimik und Körperhaltung darzustellen und wenn möglich für diese Rolle eigene Worte zu finden. Während der Proben entwickeln sich mit der Zeit inhaltlich passende Wortwechsel heraus. Hier ist es die Aufgabe des Spielleiters/der Spielleiterin, solche spontanen, passenden Wortwechsel besonders hervorzuheben und die SchauspielerInnen zu ermutigen, sich immer mehr in die zu spielende Person hinein zu versetzten. Animieren *Sie* die TeilnehmerInnen auch zum Übertreiben, zum Beispiel ein richtig lauter Aufschrei begeistert das Publikum (und inspiriert die MitspielerInnen). Bei Menschen, die gar nicht oder nur wenig sprechen können, übernimmt der Spielleiter/die Spielleiterin durch Moderation die sprachliche Ergänzung der gespielten Szene.

In diesem Kapitel beschreibe ich zunächst *Theater vorbereitende Spiele*, mit denen bewusst gemacht werden kann, welche körperlichen und sprachlichen Ausdrucksmöglichkeiten wir haben und wie wir Personen mit verschiedenen Gefühlszuständen spielen können. Mit diesen Grunderfahrungen können wir kleine Szenen und Sketche spielen.

Verkleidungen – Kostüme:
Grundsätzlich gilt, dass alle beschriebenen Theaterspiele auch ohne Kostüme spielbar sind. Verkleidungen sind jedoch sehr animierend, bereiten Spaß und können den Akteuren das Hineinschlüpfen in eine andere Person erleichtern. Schon ein Hut, ein Tuch oder ein Stock haben auffordernden Charakter und wecken die Spielfreude. Ich habe mir im Laufe der Zeit bei günstigen Angeboten (gerade in der Faschingszeit) Verschiedenes zugelegt wie: Cowboyhüte, Herren- und Damenhüte, Mützen, ebenso verschiedene Brillen, Krawatten, Halstücher, Schals, Handtaschen, Schmuck, Hemden, Schürzen, alte Mäntel, Jacken und Röcke, Spazierstöcke, Schirme etc. Mit einem kleinen Fundus kann man schon große Wirkung erzielen. Gerade für Vorführungen lohnt es sich, wenn die Akteure sich verkleiden können.

Der Gefühlskreis

Aufstellung: Alle stehen im Kreis.

Wir wollen verschiedene Gefühle mit unserer Körperhaltung, Gestik, Mimik und Sprache darstellen und diese mit 3 Schritten zur Kreismitte steigern, d. h. mit dem ersten Schritt ist das dargestellte Gefühl noch schwach, beim zweiten Schritt etwas stärker und beim dritten Schritt sehr stark.

Praxishinweis:

Sprechen Sie zu Beginn der Aufgabe mit Ihren TeilnehmerInnen über verschiedene Gefühle. Welche kennen wir, wie halten wir unseren Körper, wenn wir zum Beispiel ängstlich sind, welche Laute geben wir von uns, wenn wir erschrecken, wie verziehen wir unser Gesicht dazu?

Beispiele:

- **Gefühl: Zorn**

  1. Schritt:
  Leicht verstimmt, das Gesicht etwas verziehen, Arme verschränken und dazu ein noch verhaltenes „*hmm*".

  2. Schritt:
  Wütend sein, eine Hand zu einer Faust ballen, das Gesicht zur Grimasse verziehen und knurren.

  3. Schritt:
  In Rage sein, beide Hände drohend zur Faust ballen, das Gesicht zum Schrei verzerren und dazu laut brüllen.

- **Gefühl: Freude**
  1. Schritt:
  Freundliches Lächeln, die Handflächen aufeinander legen und mit freundlicher Stimme sprechen: „Das ist aber schön."

  2. Schritt:
  Lachen, die Handflächen aufeinander schlagen, mit lachender Stimme sprechen: „Das ist ja lustig."

  3. Schritt:
  Laut Lachen, den Körper krümmen, die Hände auf den Bauch legen, mit prustender Stimme sprechen: „So etwas Lustiges habe ich ja noch nie gesehen."

- **Gefühle: Angst, Schmerz, Freude, Verzweiflung, Mitleid, Entsetzen, Verwunderung, Müdigkeit, verliebt sein, schlecht gelaunt sein, traurig sein, hungrig sein, satt sein**

Wichtig: Zeigen *Sie* anhand eines Beispieles sehr deutlich die Steigerungen. Ermutigen *Sie* Ihre TeilnehmerInnen dazu, ohne Hemmungen zu übertreiben. Gerade auch verschlossene Menschen können zu mutigem Ausdruck animiert werden und nach vollbrachter Leistung mit Applaus belohnt und zu weiterem Einsatz bestärkt werden.

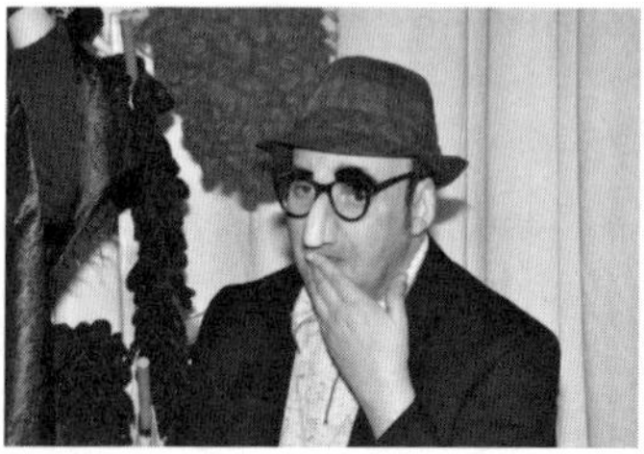
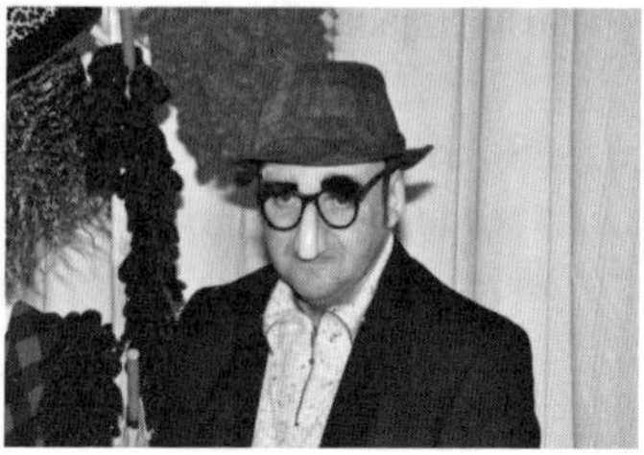

Sätze mit Gefühl sprechen

Aufstellung: Alle sitzen im Kreis.

Ein vorgegebener Satz wird reihum von einer Person zur nächsten gefühlsvoll und ausdrucksstark gesprochen.

Beispiel:
- „Ich weiß nicht, was du willst."

Zu diesem Satz geben *Sie* noch ein Gefühl vor, mit dem dieser gesprochen werden soll, zum Beispiel ängstlich.
Jeder Teilnehmer, jede Teilnehmerin spricht und gestikuliert ängstlich diesen Satz zum Nächsten. Danach nehmen wir denselben Satz, aber geben ihm ein anderes Gefühl.

Beispiele für Gefühle:
- müde
- wütend
- gleichgültig
- verträumt
- eingebildet
- griesgrämig
- freundlich
- schmerzerfüllt
- traurig
- erschreckt
- verliebt
- verzweifelt

Beispiele für Sätze:
- Ach du liebe Zeit.
- Wo kommst du denn her?
- Das mach ich nicht.
- Mich versteht ja keiner.
- Morgen fahre ich weg.
- Wie siehst du denn aus?
- Kannst du mir mal helfen?
- Morgen bekomme ich Besuch.

Praxishinweis:

Fragen Sie mit der Zeit Ihre TeilnehmerInnen, mit welchem Gefühl ein Satz gesprochen werden soll. Animieren Sie zum Übertreiben.

Personen körperlich darstellen

Aufstellung: Alle stehen frei im Raum verteilt.

Sammeln *Sie* mit Ihren TeilnehmerInnen verschiedene Gangarten, zum Beispiel wandern, torkeln, eilen, schlurfen, humpeln, schlendern etc. und fragen *Sie,* welche Person zum Beispiel humpelt (Mensch mit verstauchtem Fuß). Setzen *Sie* dies gleich mit allen um und gehen humpelnd durch den Raum.

Praxishinweis:

Wechseln Sie nicht zu schnell. Geben Sie allen Zeit, sich in die Gangart und in die Person hineinzuversetzen. Unterstützen Sie mit Worten, zum Beispiel „Ach, tut mir mein Fuß weh.“ –“Oje, oje ist das anstrengend.“ – „Ich kann bald nicht mehr.“
Oder für die Gangart „schnelles Gehen“: „O weh, ich komme zu spät.“ – „Keine Zeit, keine Zeit.“ – „Weg da, aus dem Weg.“ Dadurch verdeutlichen Sie die gestellte Aufgabe und erleichtern Ihren TeilnehmerInnen die Identifikation.

Variationen:

(1) Wer geht denn da?
Aufstellung: Alle stehen in einer Reihe:

Der Reihe nach bekommt jeder Mitspieler, jede Mitspielerin die Aufgabe in eine bestimmte Person zu schlüpfen und mit deren Gangart und Körperhaltung an der Reihe vorbei zu gehen und sich an den Schluss zu stellen.

Beispiele:
- Ein König/eine Königin
- Ein alter Mann/eine alte Frau
- Ein Clown
- Eine kranke Person mit Bauchschmerzen
- Ein Urlauber mit Fotoapparat
- Ein Wanderer mit schwerem Rucksack
- Ein Jogger
- Ein verliebter Mensch

Praxishinweis:

Machen Sie immer wieder auf die Körperhaltung und den Gesichtsausdruck aufmerksam. Wenn sich TeilnehmerInnen kaum auf eine veränderte Körperhaltung einlassen, assistieren Sie mit anschaulichen Vorgaben, indem Sie dazu ermutigen, zum Beispiel als König die Nase nach oben zu strecken und, wenn möglich, sehr gerade und erhaben zu gehen, oder als alter Mann mit krummen Rücken und imaginären Stock zu schlurfen.

Mit der Zeit können die in der Reihe Stehenden vorschlagen, welche *Person* an ihnen vorüber gehen soll. Auch können Kontakte zwischen den Agierenden und den Stehenden entstehen, zum Beispiel gibt der König erhaben jedem die Hand, schießt der Urlauber von jedem ein Foto, bittet die alte Frau jemanden um Hilfe etc.

(2) Der Brief

Aufstellung: Es kommt immer nur eine Person dran, die anderen schauen sitzend zu.

Material: Ein Briefumschlag, eine Kiste als Briefkasten

Nacheinander bekommt jeder die Aufgabe einen Brief zum Briefkasten zu bringen und dazu in eine Person zu schlüpfen, die mit der entsprechenden Gangart und Körperhaltung ihren Weg zum Briefkasten bewältigt.

Beispiele:

- Ein Jogger rennt zum Briefkasten.
- Ein verliebter Mensch trägt einen Liebesbrief mit beiden Händen vor der Brust und gibt dem Brief noch einen Kuss bevor er in den Kasten kommt.
- Eine wütende Person verschickt einen Beschwerdebrief.

Variation:

Die TeilnehmerInnen denken sich selbst ihre Rolle aus und lassen die anderen raten, welcher Mensch nun den Brief zum Briefkasten gebracht hat.

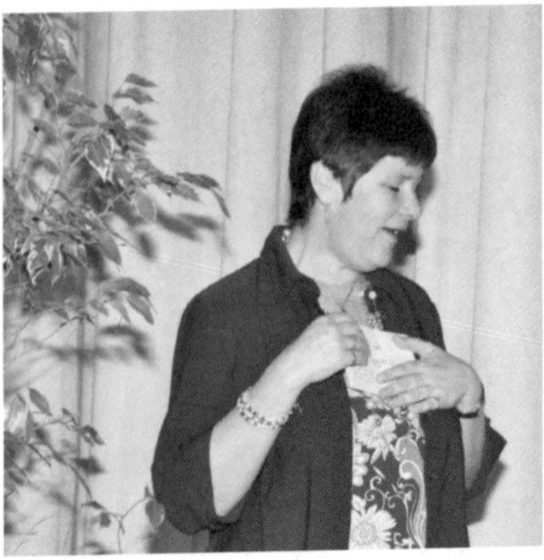

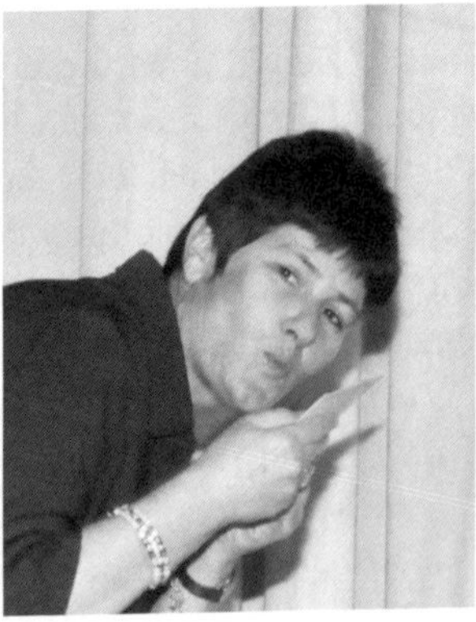

Pantomimisches Ratespiel mit einem Gegenstand

Aufstellung: Alle sitzen in einer Reihe, ein Stuhl steht ihnen gegenüber.
Material: 2 bis 3 verschiedene Gegenstände

Beispiele:
- Schuh
- Löffel
- Zeitung
- Teller
- Hut
- Becher
- Stock
- Schirm
- Mütze
- Bleistift
- (Es eignet sich eigentlich jeder Gegenstand)

Praxishinweis:

Machen Sie zuerst deutlich vor, wie man Gegenstände durch Darstellung in etwas anderes verwandeln kann. Dieses Spiel ist sehr lustig, da die Zweckentfremdung oft sehr kurios aussieht, zum Beispiel hält sich eine Person einen Schuh ans Ohr und plaudert munter hinein.

Eine Person wählt sich nun einen Gegenstand aus, setzt sich auf den einzelnen Stuhl und bekommt die Aufgabe, diesen Gegenstand zweckentfremdet darzustellen. Die anderen dürfen raten, was es sein soll.

Beispiele:

- Ein Schuh wird zum Telefon, Suppenschüssel, Kleiderbürste, Fotoapparat
- Ein Teller wird zum Lenkrad, Spiegel, Hut, Schreibmaschine
- Ein Stock wird zum Besen, Regenschirm, Schaufel
- Ein Bleistift wird zum Taktstock, Flöte, Zigarette etc.

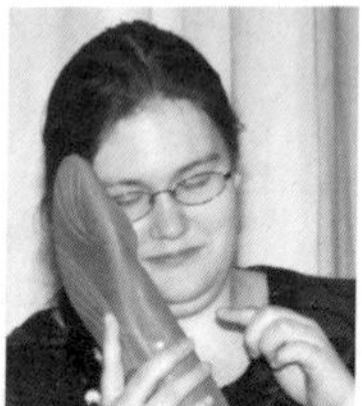

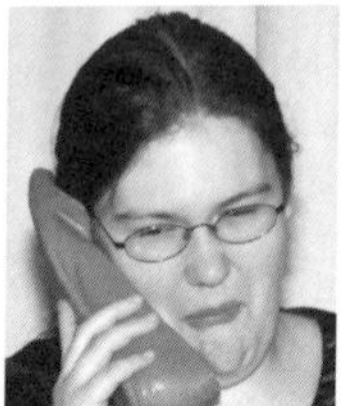

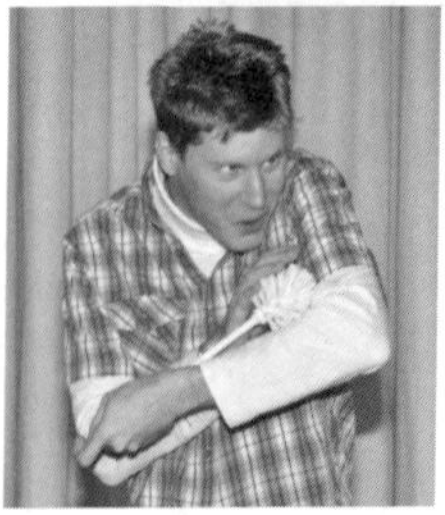

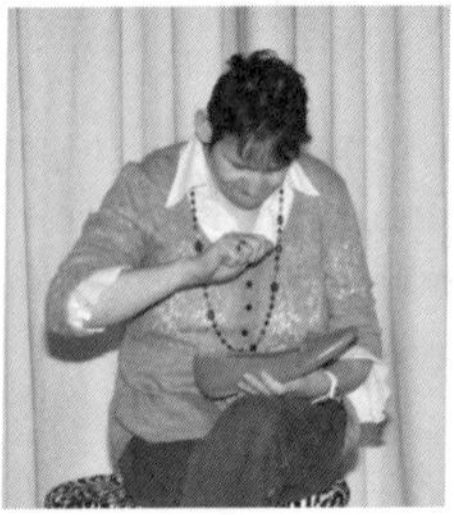

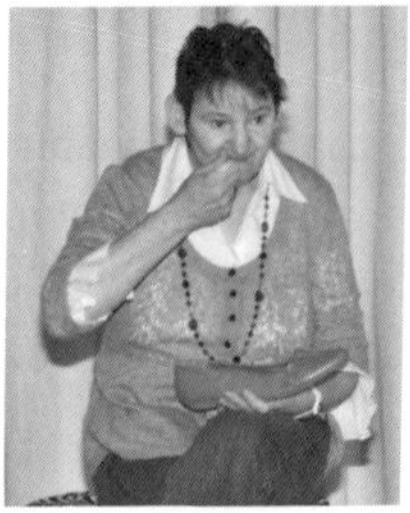

Kleine Szenen spielen:

Einkaufen

Mitwirkende: 2 bis3 Personen, davon ist eine Person der Verkäufer/die Verkäuferin, die anderen sind Kunden, die restlichen TeilnehmerInnen schauen zu, bei Wiederholungen wird getauscht.

Material: Irgendwelche Gegenstände wie zum Beispiel Schuhe, Mützen, Taschen, Flaschen, Geschirr, Bücher, Stifte, Zeitungen, Stofftiere, etc. 2 Tische (1 Tisch ist die Theke, auf dem anderen Tisch liegt die Verkaufsware), Kleider zum Verkleiden.

Bevor die Szene los geht, erinnern *Sie* die TeilnehmerInnen an die vielen Möglichkeiten ihrer Befindlichkeit.

Beispiele:

- Verkäufer können
  mürrisch, sehr freundlich, müde, ungeduldig, patzig sein; hören nicht mehr gut, verstehen alles falsch.
- Kunden können
  sehr reich und überheblich sein, sehr arm und traurig, hektisch und in Zeitnot, sehr schüchtern sein, ganz leise sprechen, Halsweh haben und nur krächzen können; sie können sich nicht entscheiden und nerven den Verkäufer, beschweren sich über die Ware, haben ihr Geld vergessen, wollen etwas klauen.
- Der Kunde könnte
  sein Kind, seine Oma, einen Freund etc. mitbringen. Diese Person spricht beim Einkaufen natürlich auch mit und beeinflusst somit auch den Verlauf der Szene.

Praxishinweis:

Die vielen Variationen ermöglichen es, diese Szene oft zu wiederholen und im Laufe der Zeit die Akteure zu mehr theatralischem Einsatz zu animieren. Lassen Sie den Ausgang der kleinen Geschichte offen und ermutigen Sie die Spielenden, selbst über den Verlauf zu entscheiden.

Beispiele:

- Der Verkäufer bekommt Mitleid und schenkt dem Armen etwas.
- Der Verkäufer wird durch die hektische Art des Kunden angesteckt, daher geht alles sehr schnell.
- Oder der Verkäufer wird dadurch sehr mürrisch, es entsteht ein Streit zwischen den Kunden, der Verkäufer schlichtet oder streitet kräftig mit.

Praxishinweis:

Bei TeilnehmerInnen, denen es schwer fällt, Eigeninitiative zu ergreifen und die von sich aus wenig Ausdruck zeigen können, empfehle ich der betreffenden Person, einen kurzen für die Szene passenden Satz vorzusprechen, zum Beispiel „Das ist aber teuer". Diesen Satz soll die Person nun wiederholen (wahrscheinlich wird sie ihn nur so dahin sprechen). Nach einem Lob für diesen Satz ermutigen Sie die Person dazu, ihn nochmals, aber zornig und laut zu sagen und vielleicht sogar mit der Faust auf den Tisch zu hauen (machen Sie es einmal vor). Wenn dies gelingt, applaudieren die Zuschauer für diese große Leistung. Dies wird die betreffende Person freuen, es gibt ihr Mut und Selbstvertrauen und beflügelt sie dazu, mehr Ausdruck in ihre Rolle zu legen.

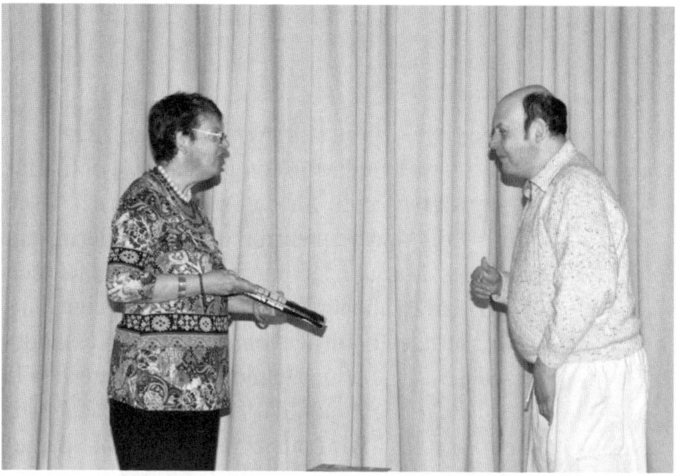

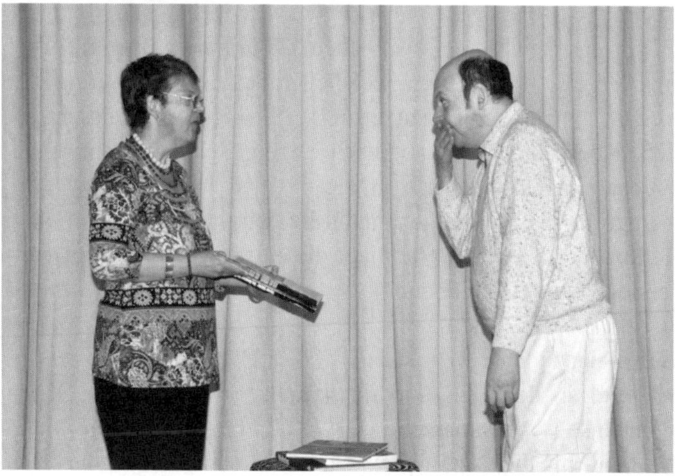

Beim Arzt

Mitwirkende: Alle, zwei davon sind Arzt und Arzthelferin.
Material: 3 Stühle (1 Stuhl für den Patienten, 1 Stuhl für den Arzt, 1 Stuhl für die Arzthelferin), 1 Tisch mit Stift und Papier für die Arzthelferin, ein weißes Hemd oder ein weißer Kittel für den Arzt, Arztzubehör wie zum Beispiel eine Einwegspritze (natürlich ohne Nadel), Verbandszeug, Salbe, kleine Bonbons als Tabletten (falls es für *Sie* nicht möglich ist, derartiges Zubehör einzusetzen, wird alles pantomimisch dargestellt), Kleider zum Verkleiden der Patienten.

Bevor das Spiel beginnt sprechen *Sie* mit allen über das Thema Arzt und Krankheiten, welche Krankheiten und Schmerzen es gibt, zum Beispiel Bauchschmerzen, Husten, Halsschmerzen, Kopfschmerzen, Ohrenschmerzen, Schmerzen im Knie, Fieber, ein gebrochener Arm, etc.
Verdeutlichen *Sie* die genannten Leiden, in dem *Sie* mit allen TeilnehmerInnen Ihre Hand auf die entsprechende Körperstellen legen und dazu jammern.

Beispiele:
- Hand an den Hals und mit krächzender Stimme: „O, ich habe so Halsschmerzen."
- Hand auf die Schläfen und mit jammernder Stimme: „Ich habe so Kopfschmerzen."

Nach diesem Vorgespräch beginnt das Spiel.
Alle Patienten sitzen in einer Reihe im Wartezimmer. Jeder Patient soll sich überlegen, mit welchem Leiden er zum Arzt muss. Außerdem darf sich jeder Patient für sich einen neuen

Namen ausdenken (die Möglichkeit, sich einen neuen Namen auszudenken bereitet viel Spaß. Bei Menschen die alleine keine Idee für sich haben, können die anderen Mitspieler helfend mit überlegen).

Die Arzthelferin ruft: „Der Nächste bitte." Der erste Patient kommt zum Beispiel humpelnd zur Arzthelferin, diese fragt ihn nach seinem Namen. Die Arzthelferin notiert den Namen (dazu müssen die TeilnehmerInnen nicht schreiben können, ein würdevolles Kritzeln reicht auch). Danach schickt sie ihn zum Arzt. Der Arzt begrüßt ihn und fragt: „Was haben Sie denn?" Der Patient beschreibt sein Leiden und der Arzt reagiert.

Auch hier überlassen *Sie* es den TeilnehmerInnen selbst, wie sie reagieren möchten. Ist der erste Patient versorgt, kann die Arzthelferin den nächsten rufen.
Da sich die meisten TeilnehmerInnen sehr wohl mit Arztbesuchen auskennen, bereitet es ihnen immer wieder viel Spaß, *Beim Arzt* zu spielen.

Praxishinweis:

Auch hier gilt wieder: Animieren Sie alle Teilnehmenden zum Übertreiben.

Machen *Sie* die SpielerInnen auf die Möglichkeiten der unterschiedlichen Befindlichkeiten aufmerksam, zum Beispiel ist die Arzthelferin genervt und ungeduldig oder in den Arzt verliebt. Der Arzt kann etwas verwirrt und schusselig oder so müde sein, dass er dauernd einschläft.

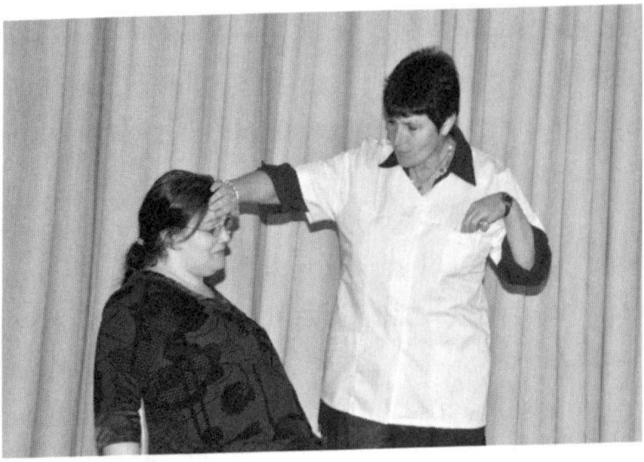

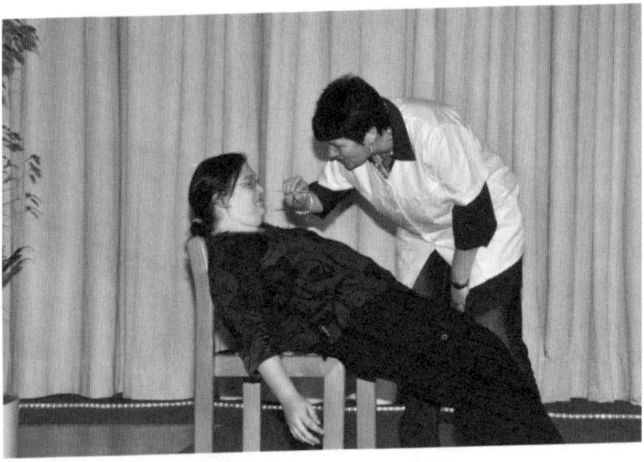

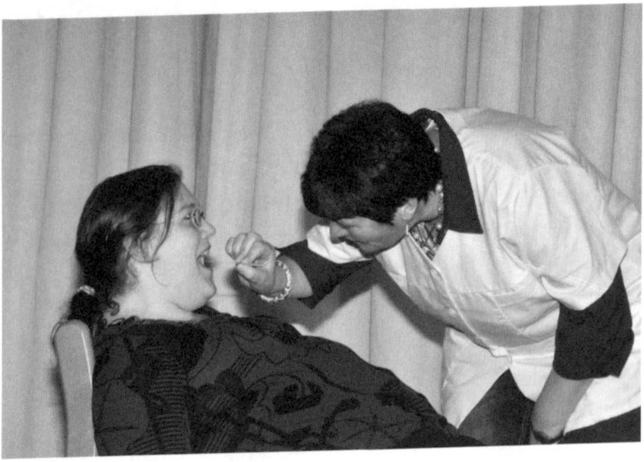

Im Lokal

Mitwirkende: 1 Bedienung, 4 bis 5 Gäste, die anderen sind Zuschauer

Material: 1 bis 2 Tische, Pappteller und Pappbecher, 1 kleiner Block und 1 Stift, Kleider zum Verkleiden

Zuvor sprechen *Sie* mit allen über das Thema Lokal.

- Wer arbeitet dort ?
- Was kann man alles bestellen ?
- Welche Speisen und Getränke gibt es ?
- Wie kann das Essen schmecken, schmeckt es immer gut ?
- Was kann in einem Lokal passieren ?

Beispiele:

- Ein Gast kann nicht bezahlen.
- Die Bedienung verschüttet ein Glas Wein auf den Gast.
- Im Salat ist eine Spinne.

Nun kann das Spiel beginnen.
Die Gäste nehmen Platz und eine Bedienung nimmt die Bestellung auf.
Lassen *Sie* zunächst der Dinge ihren Lauf. Den TeilnehmerInnen bereitet es schon viel Freude, leckere Speisen und Getränke zu bestellen. Falls im Laufe der Szene nichts Besonderes passiert, können *Sie* mit Einwürfen die Szene bereichern.

Beispiele:

- „Spielt mal, einer von euch hätte Geburtstag."
- „Das Essen schmeckt überhaupt nicht."
- „Das Lokal möchte schließen, aber ihr habt keine Lust zu gehen."

Praxishinweis:

Erinnern Sie die TeilnehmerInnen daran, dass sie als Gast und Bedienung verschiedene Stimmungen und Charaktere spielen können.

Beispiele:

Die Bedienung ist

- sehr freundlich und schnell.
- langsam und träge.
- verwechselt die Bestellungen.

Die Gäste

- sind unzufrieden.
- haben keine Zeit.
- feiern und sind laut.
- sitzen zusammen an einem Tisch und kennen sich nicht.

Diese Szene kann dann mit anderen TeilnehmerInnen wiederholt werden, es ist ein beliebtes Spiel, das mit mehrmaligen Wiederholungen von den Akteuren immer ausführlicher und abwechslungsreicher gespielt wird.

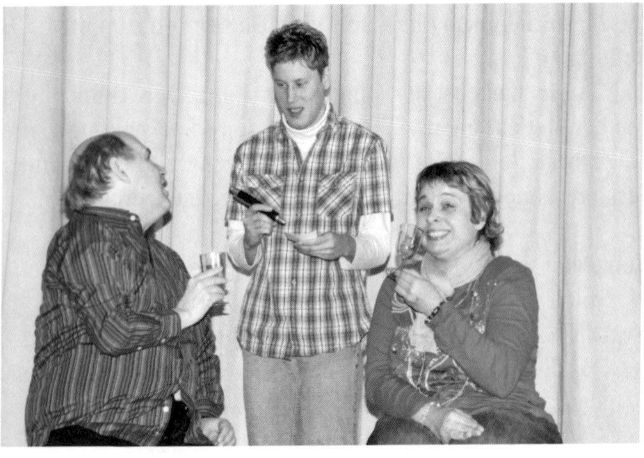

Das Geburtstagsgeschenk

Mitwirkende: Alle sitzen im Kreis, 1 Person ist das Geburtstagskind, 1 Person ist der Freund/die Freundin.

Material: Keines, alles wird pantomimisch dargestellt.

Zu Beginn erklären *Sie* den TeilnehmerInnen, dass im folgenden Spiel Gegenstände pantomimisch dargestellt werden, d.h. wir halten imaginäre Gegenstände in Händen und spielen damit. Dazu geben *Sie* ein paar Beispiele vor, die von allen TeilnehmerInnen nachgeahmt werden.

Beispiele:

- Eine Handfläche stellt eine Untertasse dar, mit der anderen Hand stellen wir eine imaginäre Tasse darauf.

  →Fragen *Sie,* womit die Tasse gefüllt werden soll, zum Beispiel mit Tee. Alle nehmen mit ihrer freien Hand eine imaginäre Kanne, schenken ein, stellen die Kanne wieder ab, probieren den Tee, er ist heiß, es fehlt Zucker etc.

- Mit beiden Händen wird ein Buch gehalten, auf einen Tisch gelegt und darin herumgeblättert.

  →Fragen Sie, was in den Büchern zu sehen ist, zum Beispiel in einem Tierbuch, einem Fußballbuch, einem Kochbuch.

Nun reden *Sie* mit ihren TeilnehmerInnen über Geburtstagsgeschenke. Was wünscht man sich? Stellen *Sie* mit den TeilnehmerInnen die vorgeschlagenen Geschenke mit den Händen pantomimisch dar. Schmücken *Sie* die Darstellungen aus. Eine

Mütze kann kuschelig weich sein und wird aufgesetzt, eine CD wird in einen CD-Player eingelegt und mit Kopfhörer angehört, das Kuscheltier wird in den Armen gewiegt, eine Pralinenschachtel wird aufgeklappt und eine Praline probiert etc.

Die Handlung:
Eine Person spielt das Geburtstagskind, eine zweite Person ist der Freund/die Freundin. Alle anderen werden zu Ladenbesitzern, wissen aber noch nicht, welchen Laden sie führen, dies entscheidet im Laufe des Spieles der Freund.

Der Freund geht zum Geburtstagskind, gratuliert ihm und fragt: „Was wünscht du dir?“ Das Geburtstagskind darf sich nun irgendetwas wünschen, zum Beispiel ein Fahrrad, einen Blumenstrauß, einen Schokoladenkuchen.
Der Freund macht sich auf den Weg, das Geschenk einzukaufen. Dazu wählt er sich einen Mitspieler in der Runde aus, der den entsprechenden Laden besitzt, zum Beispiel ein Fahrradgeschäft, einen Blumenladen, eine Bäckerei. Dort kauft er das Geschenk ein. Es entsteht ein Verkaufsgespräch, zum Beispiel „Möchten Sie ein Damen- oder Herrenrad?“, „Welche Blumen sollen es sein?“, „Möchten Sie einen kleinen oder großen Schoko-Kuchen?“, „Wie viel kostet es?“, „Bitte packen Sie es mir ein“ usw.
Mit dem Geschenk geht der Freund zum Geburtstagskind und überreicht es ihm. Der Beschenkte bedankt sich und *probiert* das Geschenk aus, zum Beispiel steigt begeistert auf das Fahrrad und fährt eine Runde, schnuppert an den Blumen, probiert den Kuchen usw.

Praxishinweis:

Manchen TeilnehmerInnen fällt es schwer, einen Gegenstand pantomimisch darzustellen. Dies erfordert Übung. Daher sollten Sie dieses Spiel ruhig öfters wiederholen und immer wieder helfend und animierend zur Seite stehen. Mit der Zeit werden die Darstellungen und Ideen der TeilnehmerInnen ausführlicher.

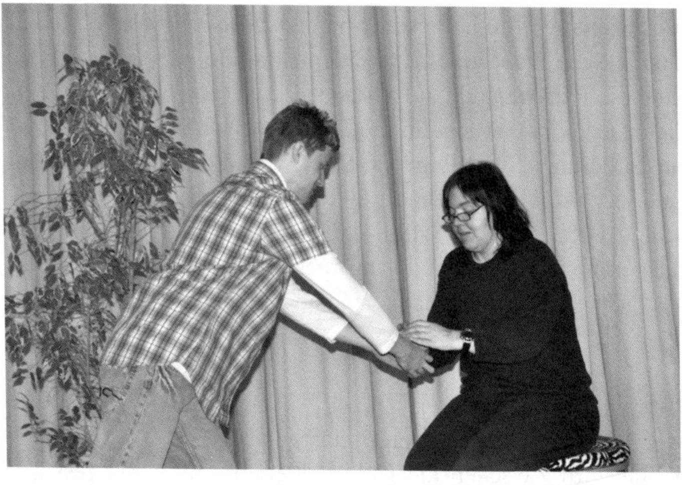

Die Flaschenpost

Mitwirkende: 2 Personen

Material: 1 Plastikflasche mit einem Zettel, darauf steht eine *schreckliche* Botschaft, zum Beispiel „Bald werde ich kommen, eure Tante Frida“, oder „Nehmt euch in Acht“, oder „Es kommen stürmische Tage auf euch zu“ etc.

Ein wichtiger Teil in diesem Spiel ist, dass die Flasche von einem alleine nicht geöffnet werden kann. So zu spielen, als ob sich die Flasche nicht aufschrauben lässt (obwohl dies eigentlich ganz leicht ist), ist für die TeilnehmerInnen die große Herausforderung, Deshalb geben *Sie* zunächst die Flasche reihum und jeder soll so tun, als ob er die Flasche nicht aufschrauben kann. Dies soll mit Mimik, Gestik und mit der Sprache ausgeschmückt werden. Man ärgert sich, ist verzweifelt und versucht es auf verschiedene und auch ungewöhnliche Weise.

Beispiele:

- Die Flasche wird auf den Boden geklopft.
- Sie wird zwischen die Knie geklemmt und daran fest herumgezogen.
- Man versucht die Flasche mit den Zähnen zu öffnen (nur andeutungsweise, die Flasche nicht wirklich in den Mund nehmen).

Praxishinweis:

Einigen TeilnehmerInnen wird es zunächst etwas schwer fallen, so zu tun, als ob sie die Flasche nicht öffnen können (da sie es ja eigentlich können). Geben Sie ihnen die Figur des Clowns vor. Er spielt oft, dass er irgendetwas nicht kann und es auf umständliche Weise probiert. Die TeilnehmerInnen sollen versuchen, sich in einen Clown zu versetzen und so tun, als ob es sehr schwer wäre, eine Flasche zu öffnen.

Die Handlung:
Zwei Personen sind im Urlaub und gehen am Strand spazieren. Da entdecken sie eine Flasche. Die TeilnehmerInnen können selbst entscheiden, wie sie auf die Flasche reagieren möchten oder *Sie* geben einige Möglichkeiten vor.

Beispiele:
- Sie streiten sich um die Flasche.
- Sie haben Angst davor, sind aber doch neugierig.
- Sie spielen Fußball damit und entdecken erst später den Zettel in der Flasche.

Sie erkennen, dass es sich um eine Flaschenpost handelt und wollen den Zettel lesen. Eine der Personen versucht nun die Flasche zu öffnen, es geling ihr aber nicht. Die andere Person lacht sie aus und probiert es selbst einmal. Doch sie schafft es auch nicht. Beide sind verzweifelt und versuchen es auf alle Arten. Dann kommen sie auf die Idee, es mit vereinten Kräften zu probieren. Einer hält die Flasche fest, der andere dreht den Deckel auf – es klappt. Nun holen sie den Zettel heraus und lesen die Botschaft.
Die Beiden fürchten sich und wollen schnell weglaufen, jeder in die andere Richtung, daher stoßen sie noch zusammen, bevor sie dann eiligst die Bühne verlassen.

Variation:
Bei Wiederholungen kann auch gar nichts auf dem Zettel stehen und die Akteure erfinden selbst etwas.

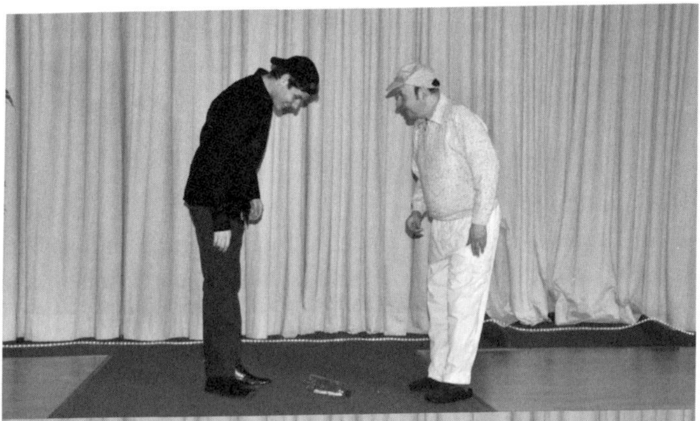

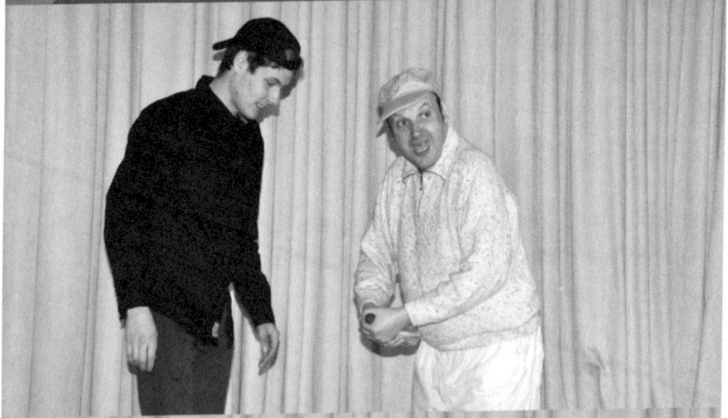

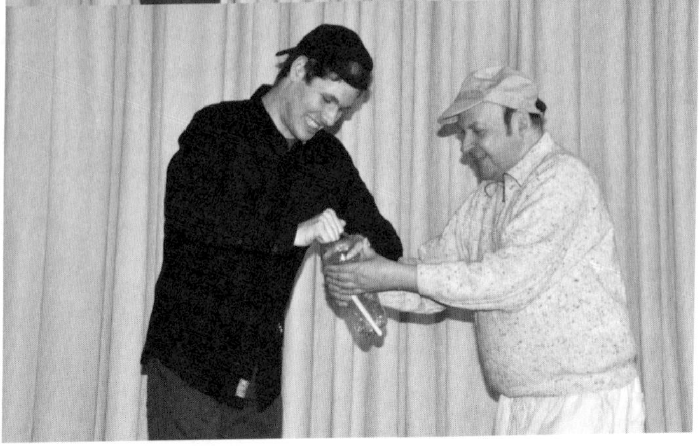

Sketche spielen:

Herr Graf, der Tee (überliefert)

Mitwirkende: 2 Personen (Graf oder Gräfin, 1 Diener)
Material: 1 Stuhl, 1 Tasse

Das besondere an diesem Sketch sind die Wiederholungen. Der einfache, kurze Inhalt wird zunächst ganz neutral gespielt. In den Wiederholungen wird derselbe Inhalt, jedoch mit verschiedenen starken Stimmungen, dargestellt. Die Dialoge können frei ausgeschmückt werden, der Ablauf sollte jedoch eingehalten werden. Hierfür ist es wichtig, dass *Sie* Ihren TeilnehmerInnen den Sketch deutlich vorspielen (schlüpfen *Sie* abwechselnd in beide Rollen).

Die Handlung:
Der Graf sitzt auf einem Stuhl, der Diener steht etwas entfernt in seiner Küche.
Der Graf ruft seinen Diener. „James, komm mal her.“ (Name für den Diener kann auch vom Grafen selbst gewählt werden.)
Der Diener kommt: „Herr Graf, was wünschen Sie?“
Der Graf: „Bring mir einen Tee.“ (Dies kann später auch ein Bier, Whiskey oder Cappuccino etc. sein.)
Der Diener holt den Tee: „Herr Graf, hier ist der Tee.“
Der Graf: „Danke schön.“
Der Graf trinkt den Tee, da klingelt es an der Schlosstür. (Dies kann ein Zuschauer übernehmen und mit der Stimme einen Klingelton nachahmen.)
Der Graf: „James, schau nach, wer da ist.“
Der Diener geht zur Tür, öffnet diese und sagt: „Herr Graf, die Kutsche ist vorgefahren.“ (Dies kann später auch ein Taxi sein).

Der Graf: „Gut, dann lass uns gehen."
Der Diener reicht dem Grafen den Arm und beide gehen von der Bühnenfläche.

Nun wird besprochen, mit welchen Umständen und Gefühlen die selbe Szene nochmals gespielt wird.
Spielen *Sie* auch hierfür anschauliche Beispiele vor.

Beispiele:

- Graf und Diener haben Angst, alles wird im Flüsterton gesprochen.
- Sie sind sehr gut gelaunt und müssen ständig lachen.
- Sie sind Mafiosi und sehr cool drauf.
- Sie üben für eine Oper, alle Dialoge werden gesungen.
- Sie sind total müde.
- Sie sind verliebt.
- Der Graf ist ständig am Meckern, das Getränk schmeckt ihm nicht; der Diener ist sehr schüchtern oder wird langsam aber sicher sehr wütend.

Praxishinweis:

Wenn Ihre Akteure während des Spieles den „Faden verlieren" oder nicht von alleine sprechen, greifen Sie helfend ein, sprechen Sie einzelne Sätze vor oder moderieren Sie das Geschehen. Mit der Zeit übernehmen einige der Akteure gerne selbst die Entscheidung darüber, in welcher Stimmung sie den Sketch spielen möchten.

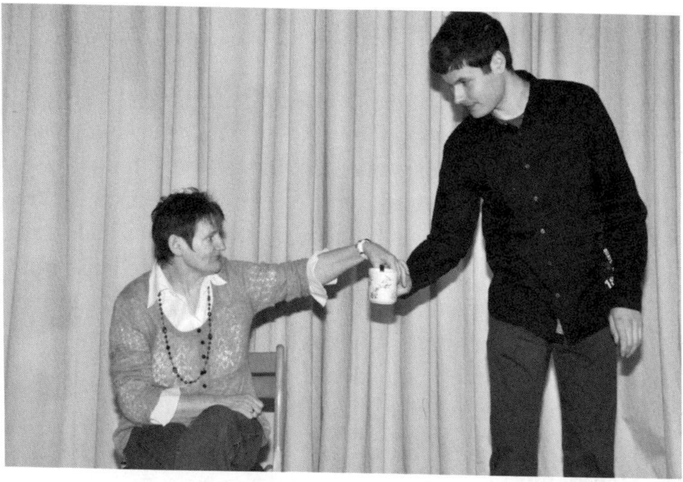

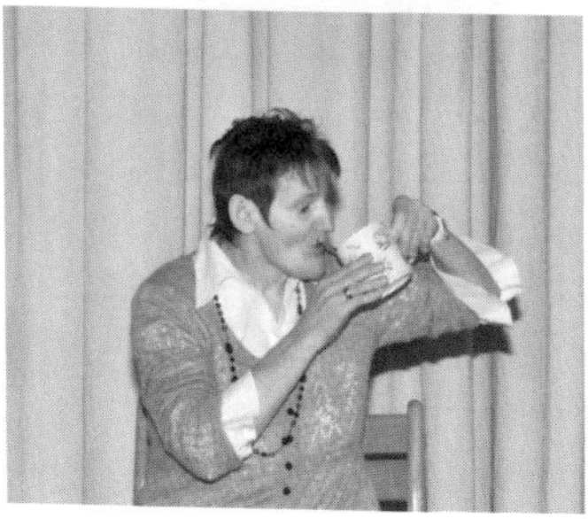

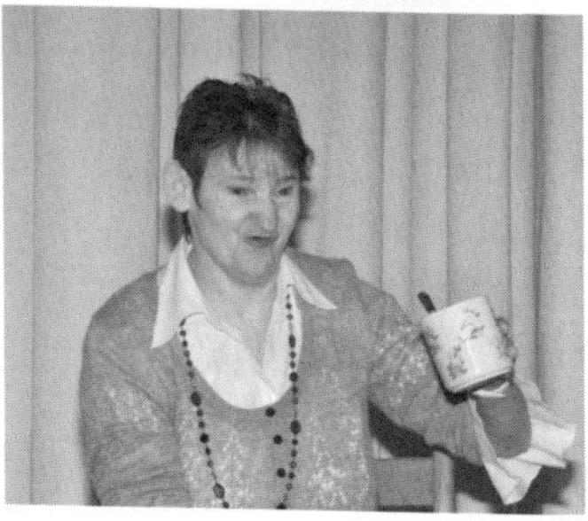

Der Kaugummi (überliefert)

Mitwirkende: 1 Schulkind mit Kaugummi (nur imaginäres Kauen darstellen), 1 Busfahrer, 1 feine Dame, 1 alter Mann, 1 hilfeleistender Mensch, 1 Straßenkehrer, 1 Bushaltestelle (1 TeilnehmerIn hält einen Stock mit einem Haltestellenschild). Alle anderen TeilnehmerInnen sind Zuschauer oder können als Busfahrgäste mitspielen.

Material: 1 Stock mit einem Haltestellenschild, 1 Besen, 1 Lenkrad, Kleider zum Verkleiden

Die Handlung:

Ein Schulkind steht, Kaugummi kauend, an der Bushaltestelle und wartet auf den Schulbus. Als der Bus kommt, klebt es noch schnell seinen Kaugummi an die Bushaltestelle (da man keinen Kaugummi mit in die Schule nehmen darf), steigt ein und fährt fort. Nach einer Weile kommt eine feine Dame. Sie muss heute mit dem Bus fahren, da ihr *Ferrari* in der Werkstatt ist. Sie will auf dem Fahrplan nachsehen, wann der Bus kommt. Der Kaugummi verdeckt ihr die Sicht. Angeekelt nimmt sie den Kaugummi ab und wirft ihn auf den Boden. Der Bus kommt wieder und holt die feine Dame ab. Ein alter Mann kommt des Weges und bleibt mit dem Schuh am Kaugummi kleben. Er ruft um Hilfe, dies hört ein hilfreicher Mensch. Er befreit den Schuh des Mannes vom Kaugummi und wirft ihn wieder auf den Boden. Beide gehen weiter. Da kommt ein Straßenkehrer. Beim Fegen bleibt der Kaugummi am Besen hängen. Ärgerlich zieht er den Kaugummi vom Besen ab und klebt ihn wieder auf die Bushaltestelle. Dann geht er fegend weiter.

Nun kommt der Bus mit dem Schulkind wieder. Es steigt aus, freut sich, dass sein Kaugummi noch an der Bushaltestelle klebt, zieht ihn ab und steckt ihn genüsslich in seinen Mund.

Praxishinweis:

Es ist für ihre TeilnehmerInnen hilfreich, wenn Sie den Ablauf begleitend moderieren. So weiß jede Person, wann sie an der Reihe ist. Vor Beginn des Spieles fragen Sie die TeilnehmerInnen, welche Charakterzüge sie ihrer Rolle geben möchten.

Beispiele:

Das Schulkind

- ist müde.
- ist fröhlich.
- hat Angst vor einem Test
- hat keine Lust.
- freut sich auf die Schule.
- gibt sich lässig und cool.

Der Busfahrer

- spricht wenig.
- ist freundlich.
- plaudert viel.
- ist ungeduldig und mürrisch.

Die feine Dame ist

- eingebildet.
- ängstlich.
- schon lange nicht mehr mit einem Bus gefahren.
- hochnäsig.
- verunsichert.

Der alte Mann

- ist schlecht gelaunt.
- ist freundlich.
- hat sich verlaufen.
- ist zufrieden.
- freut sich über das Wetter.
- kann nur schlecht gehen.

Der Helfer

- ist freundlich.
- versteht den alten Mann zuerst nicht.

Der Straßenkehrer

- singt.
- ist genervt.
- ist fröhlich.

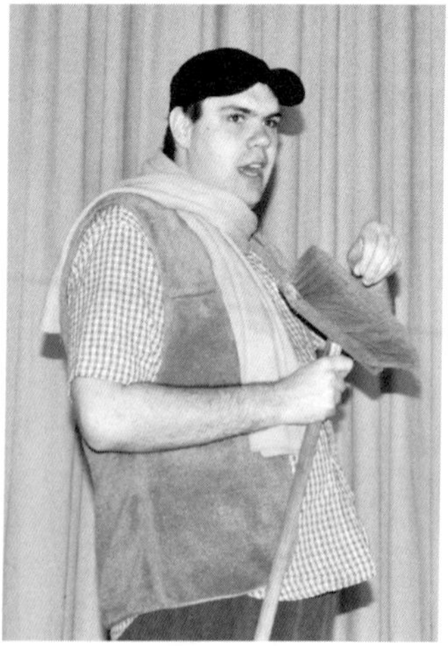

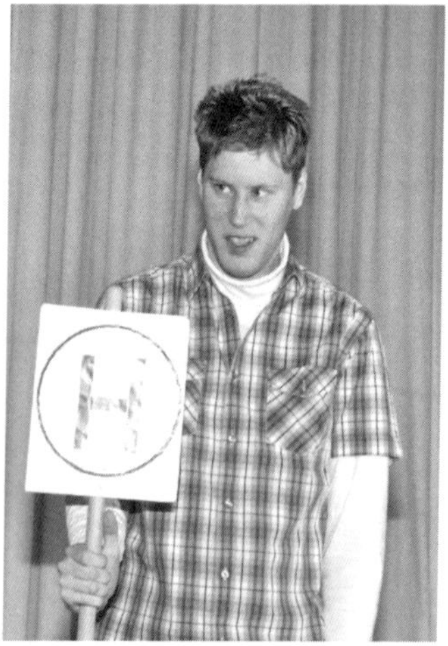

Beispiel einer Tanztheater-Aufführung: „Als Dracula zu fest zubiss“

Mit der folgenden Beschreibung möchte ich Ihnen ein Beispiel dafür geben, wie *Sie* mit ihrer Gruppe zu jedem Thema, das *Sie* nehmen möchten, eine Aufführung gestalten können. Das folgende Stück ist nicht in allen Details ausgeführt, sondern dient in erster Linie für *Sie* zur Inspiration.
Für Aufführungen erfinde ich mit meinen TeilnehmerInnen Geschichten, die sich aus einzelnen Theaterszenen zusammensetzen und mit Tanzeinlagen zu passender Musik bereichert werden.
Das folgende Tanztheater-Stück dauerte 45 Minuten. Mit 12 TeilnehmerInnen haben wir ein halbes Jahr dafür geübt. Während der Probephase wurden einzelne Rollen von verschiedenen TeilnehmerInnen gespielt, mit der Zeit schälte sich heraus, wer gerne welche Rolle spielen möchte bzw. zu wem welche Rolle am Besten passt. Außerdem schlüpften die TeilnehmerInnen für dieses Stück in mehrere Rollen. Während der Umbaupausen spielte eine heiminterne Musikgruppe, Sie können aber auch *Umbaupausen-Musik* von einer CD spielen lassen. Zu Beginn jeder Szene erklärte ich dem Publikum den Ort des Geschehens und leitete die Handlung mit ein paar Worten ein.

Beispiel:

- „Liebes Publikum, sie blicken hier in das Schloss von Graf Dracula. Heute ist ein besonderer Tag. Der Graf feiert seinen 100. Geburtstag …“

Die Handlung:

1. Szene: Im Schloss

Dracula feiert seinen 100. Geburtstag. Gemeinsam mit seiner Frau und seinem Sohn hat er dazu adlige Gäste eingeladen.

Sein Hofdiener kündigt sie beim Eintreten an, zum Beispiel Graf und Gräfin Gruselstein, Fürst und Fürstin Geierblut usw. Vor dem Essen bittet Graf Dracula die Gäste zu einem Tanz.

Tanzeinlage:
Paartanz im höfischen Stil (d. h. langsames Schreiten mit erhobenem Kopf, 2 bis 4 Figuren (siehe Seite 43), zu langsamer, mittelalterlicher Musik)

Danach setzen sich alle an eine festliche Tafel, um frisches Blut zu genießen. Der Koch hat jedoch kein Blut mehr, als Ersatz serviert er zitternd vor Angst rote Äpfel. Die Vampire kennen keine Äpfel. Misstrauisch probieren sie diese Speise, doch da passiert das Unglück, Graf Dracula bricht sich beim Hineinbeißen ein Stück seines Zahnes ab. Er leidet fürchterlich. Die Gäste sind über das Essen sehr empört und verlassen das Fest.

– Szenenwechsel –

2. Szene: Beim Zahnarzt
Dracula sitzt mit seiner Frau und einigen anderen Patienten im Wartezimmer. Die Arzthelferin ruft die Patienten nacheinander herein. Jeder wird vom Zahnarzt behandelt. Als Letzter ist Dracula mit seiner Frau an der Reihe. Das Arztpersonal ist natürlich etwas ängstlich, aber der jammernde Graf tut ihnen leid. Nach der Untersuchung rät der Arzt, nur noch weiche Speisen zu sich zu nehmen.

– Szenenwechsel –

3. Szene: nachts in Draculas Schloss
Dracula jault vor Zahnweh (hinter der Bühne), das hat die Geister im Schloss geweckt.

Tanzeinlage:
Gespenstertanz mit weißen Masken aus Papier zu gruseliger Musik mit Schwarzlicht

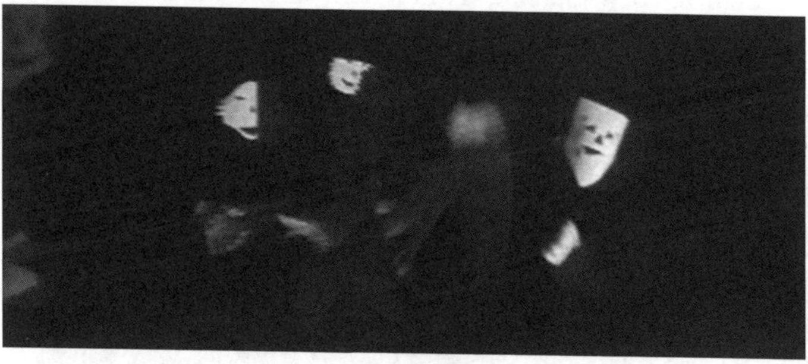

– Szenenwechsel –

4. Szene: Auf dem Marktplatz
Auf einem Marktplatz, in der Nähe des Schlosses, herrscht reges Treiben. Es gibt verschiedene Verkaufsstände mit zum Beispiel Körben, Tücher, Schmuck ect. Menschen gehen umher und kaufen ein. Ein Marktfräulein verkauft laut rufend frische Blutwurst (*ein Tipp:* als Würste nahm ich schwarze ausgestopfte Socken, die an den Enden mit Schnur abgebunden wurden).
Draculas Sohn kommt auf den Markt und entdeckt das schöne Marktfräulein. Er flirtet mit ihr und sie lässt ihn von ihrer frischen Blutwurst probieren. Begeistert bittet er sie mit ins Schloss zu kommen, um die köstliche Blutwurst seinem Vater vorzustellen.

– Szenenwechsel –

5. Szene: im Schloss
Graf Dracula und seine Frau sind von der Blutwurst begeistert und entzückt über das nette Marktfräulein. Der Graf beschließt: dies muss gefeiert werden.

Finale: Abschlusstanz mit Schwarzlicht

Zu dem Stück *Music was my first Love* von John Miles tanzten wir mit Reifen, die mit neonfarbenem Klebeband beklebt wurden, mit UV-Stäben, Tülltüchern und weißen *Schleudersocken* mit Schwarzlicht.

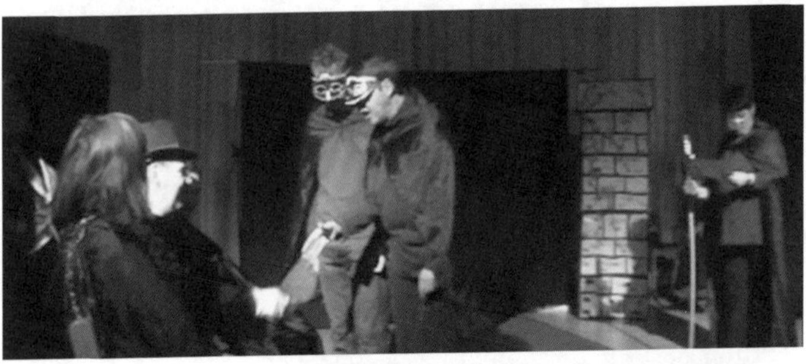

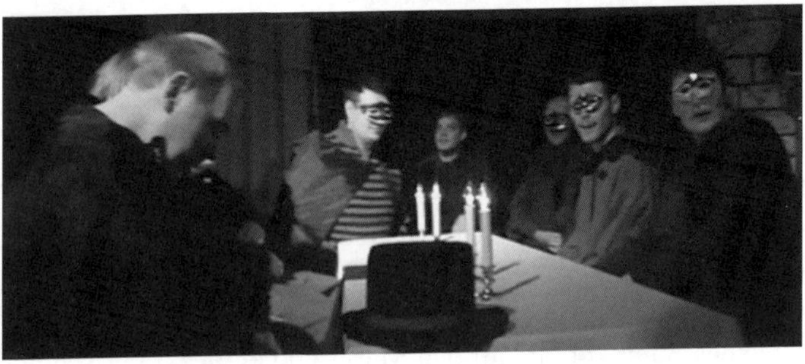

Praxishinweis:

In diesem Musikstück wechseln sich schnelle und langsame Passagen ab, dementsprechend tanzten kleinere Gruppen mit jeweils einem Tanzmaterial (zum Beispiel nur mit Reifen oder nur mit Schleudersocken) frei auf der Bühne. Zum Ende des Musikstückes kamen alle TänzerInnen auf die Bühne.

Abschließend hier noch ein paar Themen-Ideen für größere Projekte und Aufführungen:

- **Ein Western**
  mit Liebesgeschichte, Postkutschenüberfall, Szene im Saloon, Reihen-Tanz (line dance) zu Westernmusik.
- **Eine Weltreise**
  mit Besuchen fremder Länder, Essen im chinesischen Restaurant, Fächertanz zu chinesischer Musik, orientalischer Basar, Bauchtanz, spanischer Stierkampf, Tanz zu Flamencomusik.
- **Ein Science-Fiction**
  mit Reisen zu fernen Planeten, Wissenschaftlern, Außerirdischen, elektronische *Space*-Musik.
- **Eine Familiengeschichte**
  mit Besuch aus Amerika, Überraschung, Putzen, Tanz mit Besen und Eimern, Kochen, Tanz und Musik mit Kochlöffeln.
- **Eine Fantasiegeschichte**
  mit Elfen, Zauberern, Schatzsuche, Rätsel, Traumtänzern zu klassischer Musik.
- **Eine Zirkusgeschichte**
  mit Blick in eine Zirkusfamilie mit ihren Freuden, Sorgen und verschiedenen Darbietungen zu Zirkusmusik.

Praxishinweis:

Sollte die Aufführung an einem anderen Ort statt finden, ist es wichtig vorher einige Male in dem Aufführungsraum zu Proben, damit sich die TeilnehmerInnen an die neuen Räumlichkeiten gewöhnen können.

Schlusswort

In den vergangenen Jahren habe ich viel gelernt, dabei am meisten von meinen vielen TeilnehmerInnen. Sie sind es, die mich mit Ihrer Kraft, Kreativität und Freude beflügeln und inspirieren. Dafür möchte ich mich an dieser Stelle recht herzlich bei allen bedanken.
Dank auch an den Fotografen, Herrn Kiefer, und ein ganz besonderer Dank gilt meiner Tochter Helen, die mich bei der Realisierung dieses Buches sehr unterstützt hat.